护理学专业岗位技能实训创新教材

供护理、助产等专业使用

妇产科护理实训

· 主编 梁 静 ·

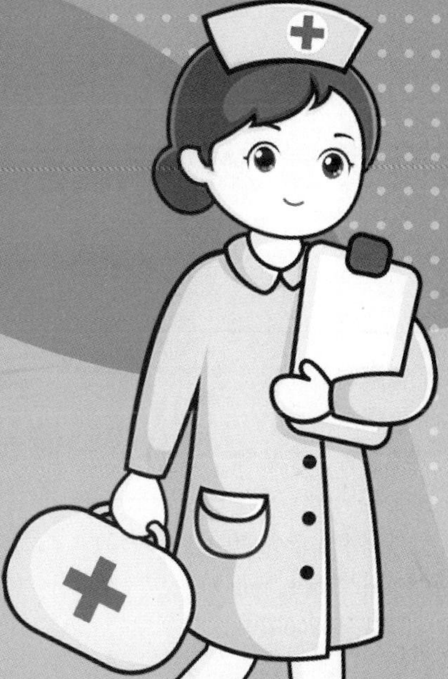

郑州大学出版社

图书在版编目(CIP)数据

妇产科护理实训 / 梁静主编. — 郑州 : 郑州大学出版社, 2021. 3
ISBN 978-7-5645-6485-8

Ⅰ. ①妇… Ⅱ. ①梁… Ⅲ. ①妇产科学 - 护理学 - 中等专业学校 - 教材 Ⅳ. ①R473.71

中国版本图书馆 CIP 数据核字(2019)第 138671 号

妇产科护理实训
FUCHANKE HULI SHIXUN

策划编辑	李龙传	封面设计	曾耀东
责任编辑	薛 晗	版式设计	曾耀东
责任校对	刘 莉	责任监制	凌 青 李瑞卿

出版发行	郑州大学出版社有限公司	地 址	郑州市大学路 40 号(450052)
出 版 人	孙保营	网 址	http://www.zzup.cn
经 销	全国新华书店	发行电话	0371-66966070
印 刷	新乡市豫北印务有限公司		
开 本	850 mm×1 168 mm 1 / 16		
印 张	10.75	字 数	259 千字
版 次	2021 年 3 月第 1 版	印 次	2021 年 3 月第 1 次印刷

书 号	ISBN 978-7-5645-6485-8	定 价	33.00 元

编审委员会

作者名单

主　编　梁　静

副主编　王新科　曹发同　王明环

编　委　（以姓氏笔画为序）

王明环　新乡卫生学校

王新科　新乡卫生学校

权　晶　新乡卫生学校

许明华　新乡卫生学校

李梦婕　河南师范大学医院

时瑞霞　新乡卫生学校

范冬莲　新乡市中心医院

周筱鑫　新乡卫生学校

莫景华　新乡卫生学校

曹发同　新乡卫生学校

梁　静　新乡卫生学校

梁忠红　新乡市妇幼保健院

前 言

为了更好地服务于现代卫生职业教育的快速发展，适应临床护理岗位需求，以三年制中等卫生职业护理专业、助产专业教学中遵循的："以就业为导向、以能力为本位、以发展技能为核心"的原则，通过临床调研、讨论，结合护理、助产专业人才培养目标，临床技能岗位与护士执业资格考试需求，选择了临床常用妇产科护理技术编写成《妇产科护理实训》教材，注重临床学科教材的情景化，对教学内容进行优化创新，提高其实用性和可读性，体现中职教材的鲜明特色。

本教材的编写目的：①强化临床常用妇产科护理操作技术规范统一；②强调实践能力和执业行为规范的培养；③激发和提高自主及合作学习能力；④提升服务教学的能力。教材主要特点：①案例情景的导入，有利于教学活动的开展；②相关知识链接强化了教材体系建设，方便理论知识掌握；③考核标准制定，为师生实训提供了参考依据；④思考练习可检测和评价学习效果和教学质量。

本教材在编写过程中，编者经过各级临床医院的调研分析，评估不同专业护理岗位临床需求，学校教学与临床实践知识和技能的差距，参阅了许多同行的经验和成果，产教融合、校企合作，在全体参编人员的共同努力下完成了编写任务，在此一并表示诚挚的谢意。

本教材在编写过程中参考了相关的妇产科护理、儿科学护理、助产技术和临床护理技术操作规范，在此，向各位原著作者表示衷心的感谢！

由于时间紧迫，本书的内容与编排上难免有疏漏及不当之处，敬请广大师生在使用过程中提出宝贵意见，以便及时修订。

编 者

2020 年 5 月

目　录

实训一

女性骨盆的组成

目的

①通过女性骨盆学习，认识产道是胎儿娩出的通道。②识别骨盆的骨骼组成、关节、韧带、骨性标志。③评估骨盆各平面形态、径线变化与分娩的关系。

相关知识

（一）骨盆组成

1. 骨骼组成　骨盆由骶骨、尾骨及左右两块髋骨组成。每块髋骨又由髂骨、坐骨及耻骨融合而成（图1–1）。

2. 骨盆的关节　骶髂关节、骶尾关节和耻骨联合。

3. 骨盆的韧带　骶结节韧带、骶棘韧带（图1–2）。

临床意义：妊娠期受激素影响韧带较松弛，关节活动性增加，有利于胎儿通过骨产道。

（二）骨盆的骨性标志

骶岬、坐骨棘、耻骨弓、坐骨结节、髂嵴、髂前上棘、髂后上棘。

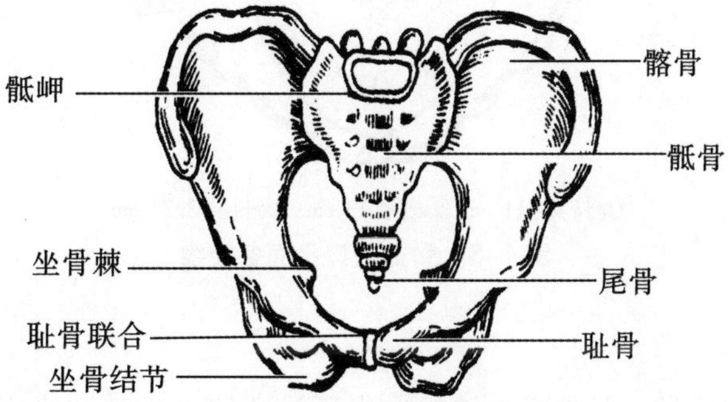

图1–1　骨盆组成

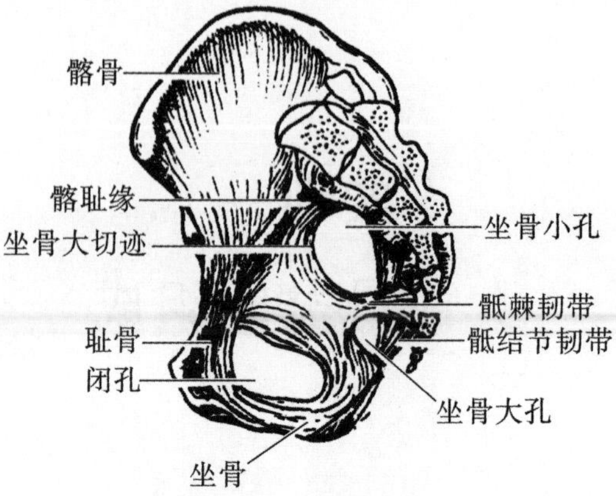

图 1-2 骨盆韧带

(三)骨盆的分界

以耻骨联合上缘、两侧髂耻缘、骶岬上缘的连线为界。

(四)骨盆各平面及径线

1. 骨盆入口平面

(1)入口前后径 耻骨联合上缘中点至骶骨岬前缘正中间的距离,正常值平均 11 cm,与胎先露的衔接关系密切。

(2)入口横径 左右髂耻缘间的最大距离,正常值平均为 13 cm。

(3)入口斜径 左右各一。左骶髂关节至右髂耻隆突间的距离为左斜径;右骶髂关节至左髂耻隆突间的距离为右斜径,正常值平均为 12.75 cm(图 1-3)。

临床意义:骨盆入口平面形态大小直接影响胎头的衔接。

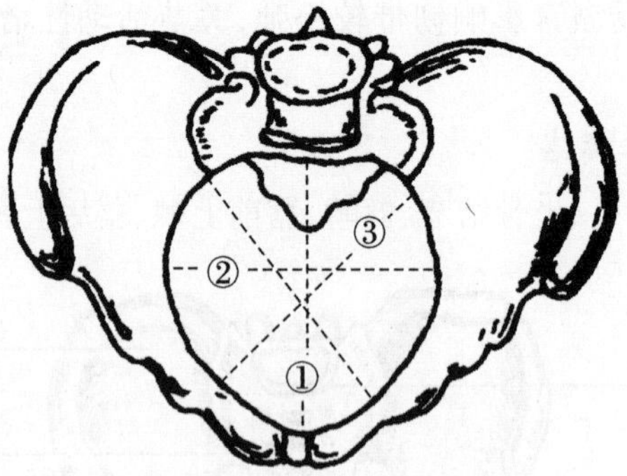

①前后径 11 cm;②横径 13 cm;③斜径 12.75 cm。

图 1-3 骨盆入口平面各径线

2. 中骨盆平面

(1)中骨盆前后径 耻骨联合下缘中点通过两侧坐骨棘连线中点至骶骨下端间的距离,正常值平均为 11.5 cm。

(2)中骨盆横径 又称坐骨棘间径。两坐骨棘间的距离,正常值平均为 10 cm(图 1-4)。

临床意义:中骨盆的形态大小将影响胎头俯屈和内旋转,以最小径线通过产道。

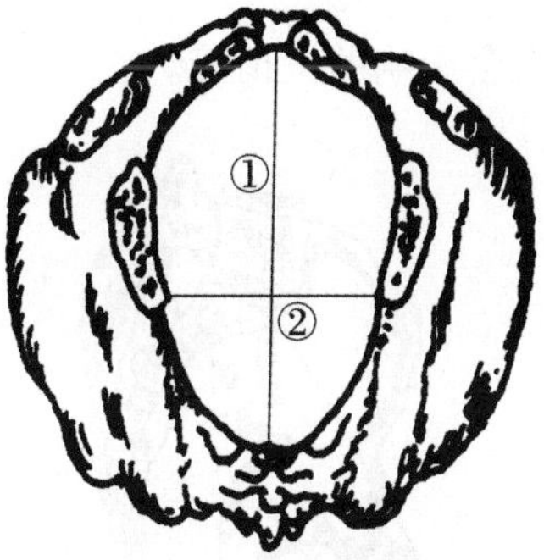

①前后径 11.5 cm;②横径 10 cm。

图 1-4　中骨盆平面各径线

3. 骨盆出口平面　骨盆出口平面由两个在不同平面的三角形组成(图 1-5)。

(1)出口前后径　耻骨联合下缘至骶尾关节间的距离,正常值平均为 11.5 cm。

(2)出口横径　又称坐骨结节间径。两坐骨结节内侧缘间的距离,正常值平均为 9 cm。

(3)出口前矢状径　耻骨联合下缘至坐骨结节间径中点的距离,正常值平均为 6 cm。

(4)出口后矢状径　骶尾关节至坐骨结节间径中点间的距离,正常值平均为 8.5 cm。

临床意义:若出口横径<8 cm,加测出口后矢状径,二者之和>15 cm 时,正常大小的胎头可通过后三角区经阴道娩出。

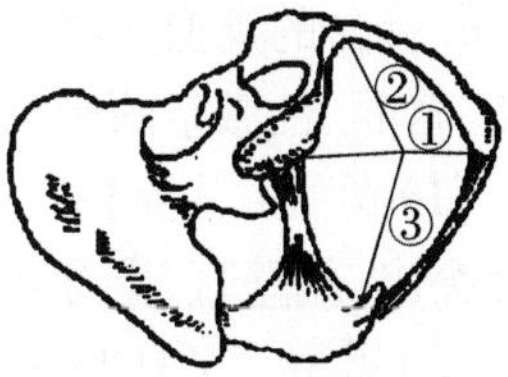

①出口横径 9 cm;②出口前矢状径 6 cm;③出口后矢状径 8.5 cm。

图 1-5　骨盆出口平面各径线

4. 骨盆轴　骨盆轴是连接骨盆各平面中点的假想曲线,胎儿分娩时沿此轴前进,又称产轴(图 1-6)。

临床意义:骨盆轴上段向下向后,中段向下,下段向下向前,分娩时胎儿沿此轴娩出,又称产轴。

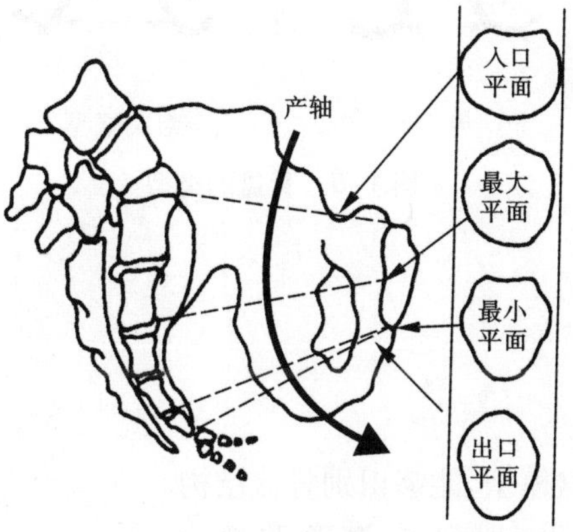

图 1-6　骨盆轴

5. 骨盆倾斜度　妇女直立时，骨盆入口平面与地平面所形成的角度，一般为60°（图1-7）。

临床意义：骨盆倾斜度过大会影响胎头衔接。

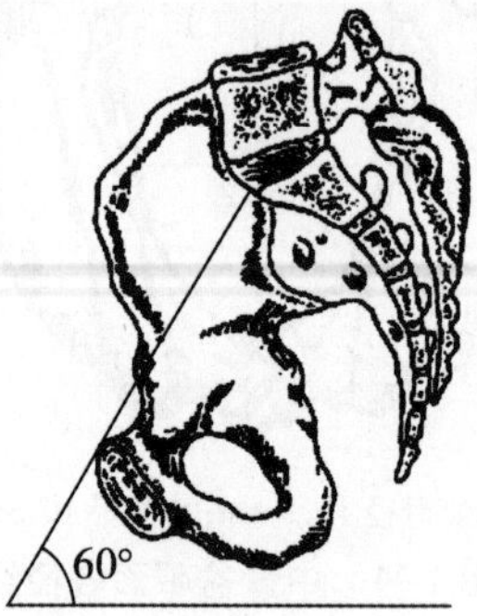

图1-7　骨盆倾斜度

6. 骨盆的类型　根据骨盆上口形态分为4种基本类型，骨盆的形态、大小受种族、遗传、营养、性激素的影响（图1-8）。

（1）女型　为女性正常骨盆，较常见。上口呈横椭圆形。髂骨翼宽而浅，骶岬不过分突出，侧壁直，坐骨切迹宽，坐骨棘不突出，耻骨弓角度较宽，约90°。

（2）男型　又称漏斗型。骨盆上口略呈三角形。两侧壁内聚，坐骨棘突出，耻骨弓角度较小，坐骨切迹窄，下口横径及后矢状径较短，少见。

（3）扁平型　骨盆上口呈扁椭圆形，上口前后径短而横径长。

（4）类人猿型　骨盆上口呈纵椭圆形，骨盆各平面的横径均较短而前后径较长。

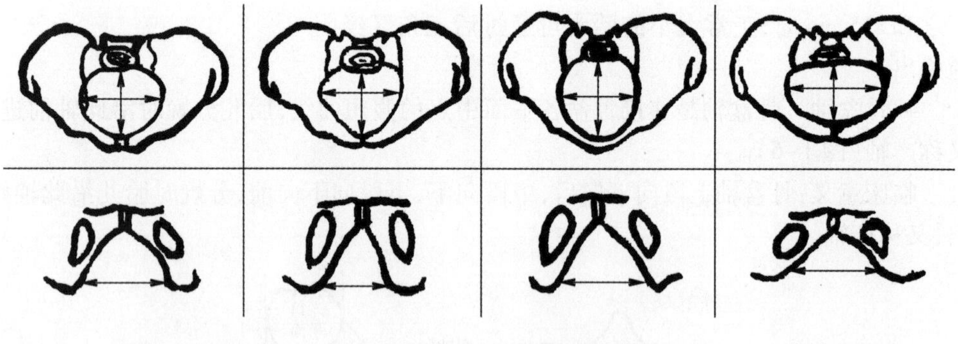

图1-8　骨盆的类型

注意事项

（1）操作中结合骨盆模型，能够识别骨盆结构。

（2）注意爱护模型，手法要轻柔、准确、熟练。

案例分析

张女士，25 岁，现妊娠 12 周到医院进行产前检查，测量身高 150 cm，自觉身体矮小，害怕自己骨盆狭小对分娩会影响，特来咨询。

作为产科门诊护士你如何解答以下问题：

1. 何谓假骨盆？何谓真骨盆？临床测量假骨盆有何意义？
2. 常见的骨盆类型有哪些？女性骨盆有何特点？
3. 骨盆 3 个平面的形态和各径线对产科分娩的影响有哪些？

考核评分标准

项目总分	考核内容及技术要求	分值
素质要求（6 分）	端庄大方、态度亲切	2
	衣帽整洁，洗手，戴口罩	2
	语言规范，交流有礼貌、语言温和	2
操作前准备（4 分）	评估环境，温度 26 ~ 28 ℃，湿度 50% ~ 60%（口述）	2
	备好骨盆模型，有序摆放	2
操作步骤（84 分）	解释女性骨盆在产科分娩中的意义	2
	说出骨盆骨骼组成，准确识别骨盆骨骼结构	8
	说出骨盆关节组成，准确识别骨盆关节结构	8
	说出骨盆韧带组成，准确识别骨盆韧带结构	8
	说出骨盆分界线	6
	说出骨盆入口平面组成、形态和特点、径线和正常值及分娩意义	8
	说出中骨盆平面组成、形态和特点、径线和正常值及分娩意义	8
	说出骨盆出口平面组成、形态和特点、径线和正常值及分娩意义	8
	说出骨盆轴的概念特点及在产科的意义	4
	说出骨盆倾斜度及在产科的意义	4
	说出女型骨盆特点	4
	说出均小骨盆特点	4
	说出扁平型骨盆特点	4
	说出类人猿型骨盆特点	4
	说出男型骨盆特点	4

续表

项目总分	考核内容及技术要求	分值
综合评价（6分）	程序正确，解说声音清晰、操作准确熟练	2
	态度和蔼，语言恰当，体现人文关怀	2
	在规定时间内完成	2
总分		100
得分		

思考与练习

（一）选择题

1. 关于骨盆的组成，正确的是（　　）

A. 2块耻骨，1块尾骨，1块骶骨　　B. 2块坐骨，1块尾骨，1块骶骨

C. 2块髋骨，1块尾骨，1块骶骨　　D. 2块髂骨，1块尾骨，1块骶骨

E. 2块耻骨，2块坐骨，1块尾骨

2. 女性正常骨盆入口前后径（真结合径）平均值是（　　）

A. 8 cm　　B. 9 cm

C. 10 cm　　D. 11 cm

E. 12 cm

3. 女性骨盆中骨盆横径是指（　　）

A. 髂棘间径　　B. 髂嵴间径

C. 坐骨结节间径　　D. 坐骨棘间径

E. 骶耻外径

4. 女性正常骨盆中骨盆横径平均值为（　　）

A. 9 cm　　B. 10 cm

C. 11 cm　　D. 12 cm

E. 13 cm

5. 女性骨盆的出口横径是（　　）

A. 髂棘间径　　B. 髂嵴间径

C. 坐骨结节间径　　D. 坐骨棘间

E. 骶耻外径

6. 女性骨盆出口平面的横径约为（　　）

A. 9 cm　　B. 10 cm

C. 11 cm　　D. 12 cm

E. 13 cm

7. 骨盆轴指（　　）

A. 骨盆腔中心线

B. 骨盆腔各平面中心线
C. 骨盆腔各平面假想线
D. 连接骨盆腔各平面弯曲的弓状线
E. 连接骨盆各假想平面中心点的曲线

8. 正常女性骨盆的倾斜度为(　　)

A. 40°　　B. 45°
C. 50°　　D. 55°
E. 60°

9. 下列女性骨盆平面径线描述正确的是(　　)

A. 入口平面的前后径大于横径　　B. 中骨盆平面横径大于前后径
C. 骨盆出口横径是坐骨棘间径　　D. 骨盆最小平面即中骨盆平面
E. 出口平面横径大于前后径

10. 正常骨盆的形态是(　　)

A. 入口平面呈横椭圆形
B. 中骨盆平面呈横椭圆形
C. 出口平面呈横椭圆形
D. 中骨盆平面呈两个不在同一平面的三角形
E. 出口平面呈纵椭圆形

参考答案:

1. C　2. D　3. D　4. B　5. C　6. A　7. E　8. E　9. D　10. A

(二)简答题

女性骨盆在产科分娩有何特点?

(梁　静　李梦婕)

实训二

识别胎方位

目的

①掌握胎方位的定义，能对各种不同的胎位，特别是 LOA、ROA、LSA、RSA 进行判断。②学会与产妇沟通并取得产妇配合。

相关知识

（一）胎头结构特点

1. 胎头颅骨　胎头颅骨由 2 块额骨、2 块顶骨、2 块颞骨及 1 块枕骨构成。

2. 胎头颅缝　两顶骨间为矢状缝，顶骨与额骨间为冠状缝，枕骨与顶骨间为人字缝，颞骨与顶骨之间为额缝。

3. 胎头囟门　前方颅缝汇合处菱形空隙称前囟门（大囟门），胎头后方三角形空隙称后囟门（小囟门）（图 2-1）。

4. 胎头颅缝及囟门特点　均有软组织覆盖，胎头有可塑性，在分娩过程中受产道挤压时颅缝重叠，囟门变小，使胎头体积略有缩小，从而有利于胎头的娩出。

（二）胎头径线

1. 双顶径　两顶骨隆突间的距离，是胎头的最大横径，足月时平均为 9.3 cm，临床上常通过 B 超测此径线以判断胎儿大小及成熟度。

2. 枕下前囟径　又称小斜径，为前囟中央至枕骨隆突下方的距离，足月时平均为 9.5 cm，胎头俯屈后以此径线通过产道。

3. 枕额径　为鼻根上方至枕骨隆突之间的距离，足月时平均为 11.3 cm，胎头常以此径线衔接进入骨盆。

4. 枕颏径　又称大斜径，为颏骨下方中央至后囟顶部的距离，足月时平均为 13.3 cm。

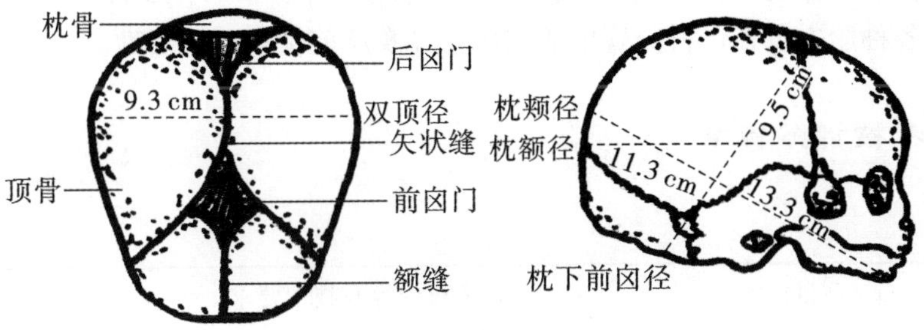

图 2-1　胎头颅骨结构

（三）概念

1. 胎姿势　胎儿在子宫内的姿势称为胎姿势。

2. 胎产式　胎体纵轴与母体纵轴的关系称胎产式。两轴平行者称纵产式，两轴垂直者称横产式，两轴交叉者称斜产式，斜产式是暂时的（图 2-2）。

3. 胎先露　最先进入骨盆入口的胎儿部分称为胎先露，以枕先露最常见。

4. 胎方位　胎儿先露部的指示点与母体骨盆的位置关系称为胎方位，以枕左前与枕右前多见。

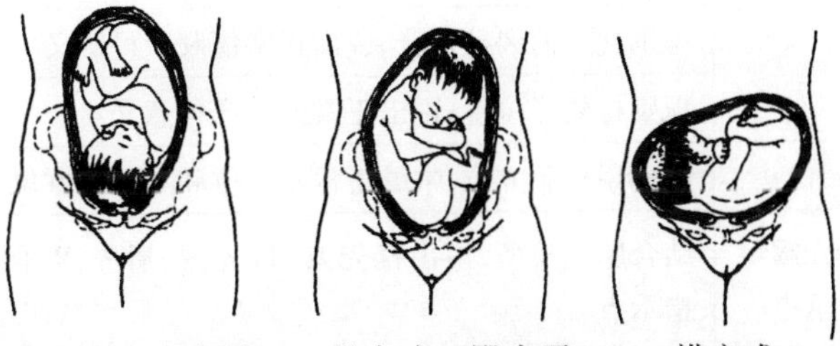

图 2-2　胎产式、胎先露

注意事项

1. 操作过程中以案例情景导入，重视培养学生的人文技能。

2. 语言沟通温和、清晰。

3. 熟悉胎方位指示点与骨盆入口的 6 个方位关系，结合模型理解胎方位如 LOA、ROA、LSA、RSA 等。

案例分析

王女士，28 岁，现妊娠 3 个月，今到医院产前门诊进行检查，咨询了解有关胎位的相关知识。

门诊护士工作任务：向孕妇介绍常见的 4 种胎方位（LOA、ROA、LSA、RSA），结合模型理解各种胎方位在产科分娩中的临床意义及产前检查的重要性。

考核评分标准

项目总分	项目内容	考核内容及技术要求	分值
素质要求（6 分）	仪表	端庄大方、态度亲切	2
	着装	整洁规范	2
	自我介绍	翔实，规范，与产妇交流有礼貌、语言温和	2
操作前准备（4 分）	环境	评估环境，安静、舒适、整洁（口述）	2
	用物	模型齐全，摆放有序	2
操作步骤（86 分）	解释胎头结构	说出识别胎头骨骼组成	3
		说出识别胎头颅缝组成	3
		说出识别囟门组成	3
		识别双顶径位置，说出正常值及产科意义	6
		识别枕额径位置，说出正常值及产科意义	6
		识别枕下前囟径位置，说出正常值及产科意义	6
		识别枕颏径位置，说出正常值及产科意义	6
	胎方位	准确说出胎方位，常见正常胎方位和异常胎方位	2
	胎先露指示点	结合胎儿模型，说出枕先露、臀先露、肩先露、面先露的指示点	8
	演示正常胎位 LOA、ROA	结合模型演示胎方位 LOA	10
		结合模型演示胎方位 ROA	10
	演示异常胎位 LSA、RSA	结合模型演示胎方位 LSA	10
		结合模型演示胎方位 RSA	10
	整理记录	整理用物，记录，报告，操作结束	3
综合评价（4 分）	顺序正确，动作规范，操作熟练		2
	沟通有效，充分体现人文关怀		2
总分			100
得分			

思考与练习

(一)选择题

1. 胎先露指(　　)

A. 胎儿长轴与母体长轴关系　B. 胎儿在子宫内所取的姿势

C. 最先进入骨盆入口平面的胎儿部分　D. 胎儿指示点和骨盆关系

E. 胎儿枕骨和骨盆关系

2. 关于胎产式的描述,错误的是(　　)

A. 两纵轴交叉称斜产式　B. 两纵轴平行称纵产式

C. 分娩中横产式可转换为纵产式　D. 两纵轴垂直称横产式

E. 胎产式是胎儿纵轴与母亲纵轴的关系

3. 24 岁初孕妇,孕 40 周,有规律性宫缩入院,查体:胎心率 140 次/min,宫口开全,阴道检查,胎头矢状缝与骨盆横径一致,小囟门在 3 点处,大囟门在 9 点处,其胎方位是(　　)

A. LOA　B. LOT

C. LOP　D. ROA

E. ROT

参考答案:

1. C　2. C　3. B

(二)简答题

临床诊断胎方位的方法有哪些?

(梁　静　李梦婕)

实训三

产科腹部检查

目的

①通过产前宫高、腹围测量，评估孕周是否与子宫大小相符。②运用四步触诊检查胎产式、胎先露、胎方位以及胎先露是否衔接。③指导孕妇能够进行孕期自我胎动和胎心监护及健康宣教。

相关知识

（一）适应证

妊娠 24 周以后。

（二）操作要点

1. 七步洗手，核对孕妇并解释四步触诊目的和方法。

2. 遮挡屏风，嘱孕妇排空膀胱，仰卧于检查床上，两腿屈曲稍分开，放松腹肌，暴露腹部。检查者站在孕妇右侧。前三步检查时应面向孕妇头端，第四步检查时面向孕妇足端。

3. 腹部视诊：观察腹形及大小，腹壁有无妊娠纹、手术瘢痕和水肿。注意腹壁肌肉的紧张度、羊水量的多少及子宫肌的敏感度。

4. 测量宫底高度：手测宫底高度，也可用软尺测耻骨联合上方至子宫底的弧形长度（图 3-1）。

5. 腹围测量是用软尺过脐或腹部最膨隆处绕腹一周的长度（图 3-2）。

6. 腹部四步触诊：产科四步触诊目的是了解判断子宫的大小、胎产式、胎先露、胎方位以及先露是否衔接（图 3-3）。

第一步：检查者双手置于子宫底部，手测宫底高度，根据宫底高度判断其与孕周是否相符，再以双手指腹相对交替轻推，辨别在宫底部的胎儿部分，若圆而硬且有浮球感则为胎头，若宽而柔软且形状不规则则为胎臀。判断宫底的高度及宫底部的胎儿部分。

第二步：确定胎产式后，检查者两手分别置于腹部两侧，轻轻深按进行检查，若触到平坦饱满部分则为胎背，可变形的高低不平部分则为胎儿肢体。分辨胎背及四肢的位置。

第三步：检查者右手拇指与其余 4 指分开，置于耻骨联合上方，握住胎先露部，进一步确定是胎头或胎臀，并左右推动以确定是否衔接。了解胎先露及先露是否衔接。

第四步：检查者双手分别置于胎先露部两侧，向骨盆入口方向深按检查，复核先露部的诊断是否正确及胎先露部入盆程度。

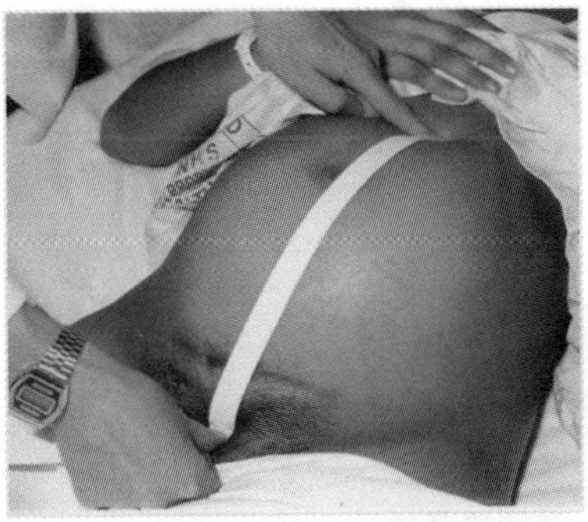

图 3-1　测量宫底高度

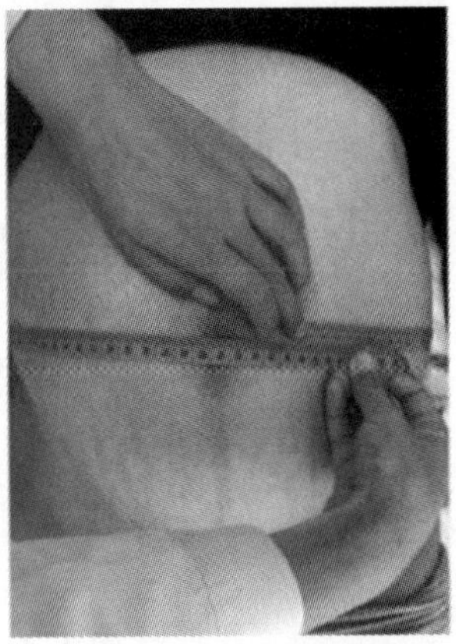

图 3-2　测量腹围

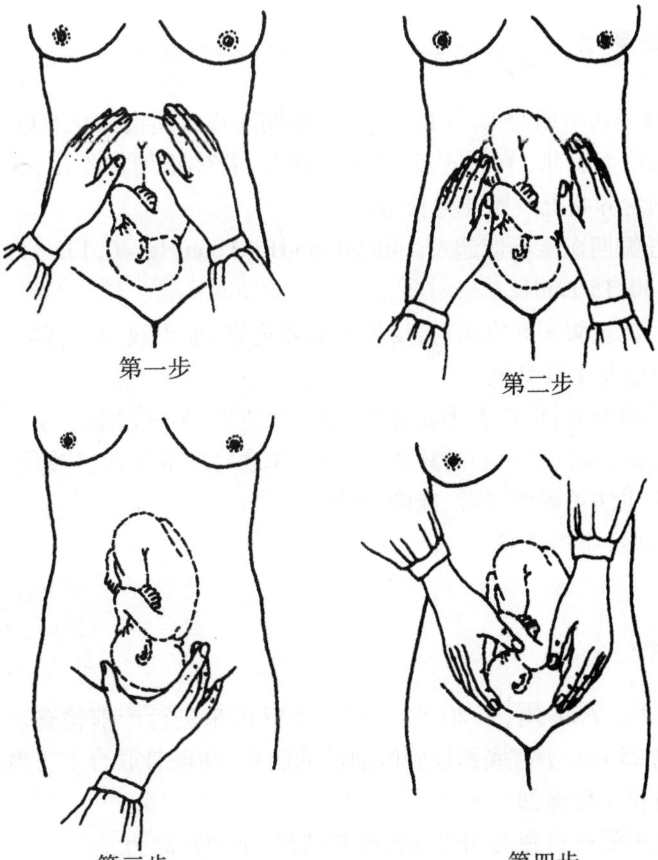

图 3-3　腹部四步触诊

7. 胎心听诊：妊娠24周前胎心音多在脐下正中或略偏左(右)处听到，24周后根据胎方位选择不同部位听取：枕先露胎心音听诊部位在脐下左或右侧；臀先露胎心音听诊部位在脐上方左或右侧；肩先露在脐下方听诊最清晰(图3-4)。

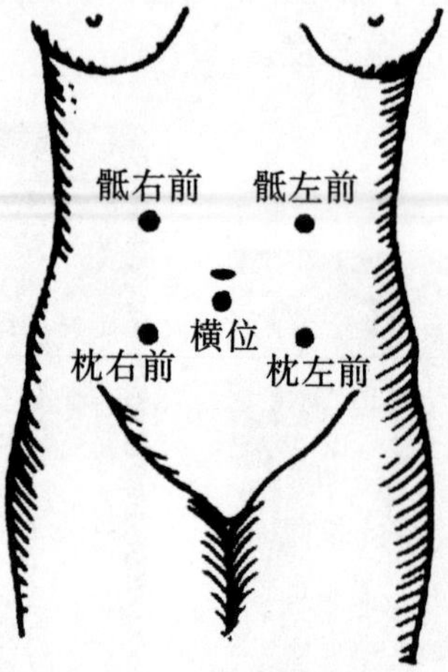

图3-4 胎心音听诊部位

注意事项

(1)体重增加在孕期约12.5 kg，其中妊娠期平均每周增加0.5 kg，如短时间内增加过快，应注意巨大胎儿、羊水过多、妊娠水肿等，若体重增加不多，或一段时间不增加，应注意孕妇营养状况及胎儿生长情况。

(2)正常妊娠期血压不应超过140/90 mmHg(1 mmHg≈0.133 kPa)，或与基础血压相比不超过30/15 mmHg。

(3)用皮尺测量腹围和宫高时，皮尺松紧要适宜，如果腹围和宫高增长缓慢，不符合孕周，应注意胎儿生长受限。

(4)做腹部检查时，检查者手要温暖，要力度适当，不宜过重过轻。

(5)听胎心时，应注意胎心的频率是否齐，注意与脐带杂音、孕妇脉搏相鉴别。

(6)操作中手法正确要轻柔、准确、熟练。

(7)注意保暖，遮挡孕妇。

案例分析

王女士，G_2P_1，孕28周，于2018年5月18日前来进行产前检查。产科腹部触诊结果：尺测宫高25 cm，子宫底部摸到圆而硬的胎头，在耻骨联合上方触到软而宽不规则的胎臀，胎背位于母体部右前方。

请问：王女士的产科腹部四步触诊检查结果，手测宫高为__________，胎产式________，胎先露________，胎方位________，先露是否入盆________，胎心听诊部位____

____，预约下次检查时间为________。

考核评分标准

项目总分	项目内容	考核内容及技术要求	分值
素质要求（6分）	仪表	端庄大方、态度亲切	2
	着装	衣帽整洁，洗手，戴口罩	2
	沟通交流	语言规范，与孕妇交流有礼貌、语言温和	2
操作前准备（8分）	环境	评估环境，温度26～28 ℃，湿度50%～60%（口述）关闭门窗或屏风、隔帘遮挡（口述）	2
	用物	备齐孕妇模型、皮尺、胎心监听器、耦合剂、计时器、产科检查记录表，有序摆放	2
	孕妇	解释检查的目的及配合要求	2
		排空膀胱，协助孕妇平卧位，暴露腹部，双腿屈曲稍分开，放松腹肌	2
操作步骤（82分）	评估病史	询问上次产前检查至今有无孕期异常情况出现	2
	腹部视诊	观察腹部大小、形状，有无妊娠纹、水肿、瘢痕等	2
	宫高测量	双手触诊子宫轮廓，手测量宫底高度或用软尺测量耻骨联合上缘中点至宫底的弧线距离	4
	腹围测量	是用软尺过脐或腹部最膨隆处绕腹一周的长度	4
	第一步	检查者站在孕妇右侧，前三步面向孕妇头端	2
		检查者双手并拢置宫底，了解子宫外形并手测宫底高度，估计胎儿大小是否与妊娠周数相符	6
		以双手指腹相对交替，判断宫底部的胎儿部分为胎头或胎臀	5
	第二步	检查者双手分别置于孕妇腹部两侧，一手固定，另一手轻轻深按，两手交替	5
		判断胎背及胎儿四肢的位置。并注意胎背朝向，判断胎方位	5
	第三步	检查者右手拇指与4指分开置于耻骨联合上方，握住胎先露，判断胎先露是胎头或胎臀	8
		左右推动胎先露，判断胎先露是否衔接	5

续表

项目总分	项目内容	考核内容及技术要求	分值
操作步骤（82分）	第四步	检查者面向孕妇足端	2
		检查者两手置于胎先露两侧，再次核对胎先露，然后向骨盆入口方向深按，确定先露部入盆的程度	10
	胎心听诊	准确判断听胎心音的位置	3
		听诊持续1 min，注意胎心音的频率，判断有无胎儿宫内缺氧	2
	整理记录	协助孕妇整理衣物，搀扶孕妇坐起，下床，避免摔伤	2
		将结果告知孕妇，并记录在围产期保健卡上	5
		进行健康教育	5
		预约下次检查时间和内容	5
综合评价（4分）	顺序正确，动作规范，操作熟练		2
	沟通有效，充分体现人文关怀		2
总分			100
得分			

思考与练习

（一）填空题

1. 正常妊娠时，孕妇血压不应超过________mmHg，或较基础血压相比不超过________mmHg。

2. 孕妇腹部检查可以了解________、________、________和________，以及________。

3. 测量宫底高度可用________或________，测量________。

4. 腹围测量是用软尺测量________的长度。

（二）选择题

1. 关于产前检查，错误的是（　　）

A. 确诊妊娠12周内建立围生期保健卡

B. 于妊娠24周起开始定期产前检查

C. 妊娠28周前，每4周检查1次

D. 妊娠28周以后，每2周检查1次

E. 妊娠36周以后，每周检查1次

2. 产前腹部四步触诊法，用于检查（　　）

A. 子宫大小、胎姿势、胎先露、胎方位及先露是否衔接

B. 子宫大小及子宫的敏感度

C. 子宫大小、胎产式、胎先露、胎方位及先露衔接情况
D. 子宫大小、胎方位、骨盆情况
E. 子宫大小、羊水多少

3. 复诊产前检查的内容不包括(　　)
A. 测量血压、体重　　B. 常规测量骨盆径线
C. 测宫高、腹围,查胎位,听胎心　　D. 进行孕期保健指导
E. 预约下次复诊时间

4. 某女士,孕 32 周,产前检查:胎背朝向母体腹部右前方,宫底处扪及宽、软、不规则,胎心于脐右下方听得清楚,其胎方位是(　　)
A. 枕左前　　B. 骶左前
C. 枕右前　　D. 骶右前
E. 枕左横

5. 有关四步触诊下列哪项不正确(　　)
A. 前三步检查者面向孕妇头部　　B. 第四步面向孕妇足部
C. 第二步主要查胎背、四肢　　D. 第三步主要检查胎先露大小
E. 第四步主要了解先露部入盆程度

6. 妊娠 24 周前胎心音听诊清楚的位置是(　　)
A. 耻骨联合稍上方　　B. 脐左上方
C. 脐右上方　　D. 脐耻之间
E. 脐周

7. 孕妇腹部触诊胎儿肢体部分的特点是(　　)
A. 圆而硬　　B. 硬而平坦
C. 高低不平结节状　　D. 软阔不规则
E. 沉浮胎动

8. 四步触诊法中第三步的目的是判定(　　)
A. 胎头的位置　　B. 宫底的胎儿部分
C. 胎背和肢体　　D. 胎臀的位置
E. 胎儿先露部及其入盆程度

9. 下列哪项不是孕妇腹部触诊胎臀的特点(　　)
A. 较软　　B. 形状宽阔
C. 不规则　　D. 呈结节状
E. 浮球感不明显

10. 胎方位是指(　　)
A. 胎儿在子宫内的姿势
B. 最先进入母体骨盆入口的胎儿部分
C. 胎体纵轴与母体纵轴的关系
D. 胎体纵轴与母体骨盆的关系
E. 胎儿先露部的指示点与母体骨盆的关系

11. 孕 30 周,骶左前位,胎心音的听诊部位应在(　　)
A. 脐下左侧　　B. 脐下右侧

C. 脐上右侧　　D. 脐上左侧

E. 脐周

12. 某女士，孕期产检：可听到胎心音，宫底在脐耻之间，估计该孕妇的孕周为(　　)

A. 8 周末　　B. 12 周末

C. 14 周末　　D. 16 周末

E. 20 周末

13. 孕妇，25 岁，末次月经不清楚，产科检查腹围 99 cm，宫高 35 cm，胎头已入盆固定，5 个月前自觉胎动。估计孕周为(　　)

A. 28 周　　B. 32 周

C. 34 周　　D. 36 周

E. 38 ~ 40 周

(14、15 题共同题干)

孕妇郭女士，末次月经 2018 年 2 月 20 日，四步触诊检查结果为宫底部软而宽，形状不规则，耻骨联合上方圆而硬，有浮球感，可活动，胎背位于母体腹部左前方。

14. 该孕妇预产期为(　　)

A. 2018 年 9 月 29 日　　B. 2018 年 11 月 27 日

C. 2018 年 10 月 6 日　　D. 2018 年 12 月 5 日

E. 2018 年 11 月 23 日

15. 胎方位是(　　)

A. 枕左前　　B. 枕右前

C. 骶左前　　D. 骶右前

E. 肩右前

参考答案：

1. B　2. C　3. B　4. D　5. D　6. E　7. C　8. E　9. E　10. E　11. C　12. D　13. E　14. B　15. B

(三) 简答题

1. 预产期的推算方法有哪些？

2. 简述产前四步触诊法。

3. 如何指导孕妇孕期进行胎儿监护？

4. 孕妇长时间仰卧位为什么易发生低血压综合征？

(梁　静　李梦婕)

实训四

骨盆外测量

目的

①熟练掌握产前骨盆外测量操作，能够判断骨盆径线是否正常，估计在产科分娩中的临床意义。②操作中学会与孕妇语言沟通并取得孕妇配合，关爱孕妇。

相关知识

骨盆测量包括外测量和内测量，判断胎儿能否经阴道分娩。

1. 骨盆外测量　间接反映骨盆腔径线大小。

(1)髂棘间径　孕妇取伸腿仰卧位，测量两侧髂前上棘外侧缘的距离(图4-1)，正常值为23～26 cm。

(2)髂嵴间径　孕妇取伸腿仰卧位，测量两侧髂嵴外侧缘最宽的距离(图4-1)，正常值为25～28 cm。

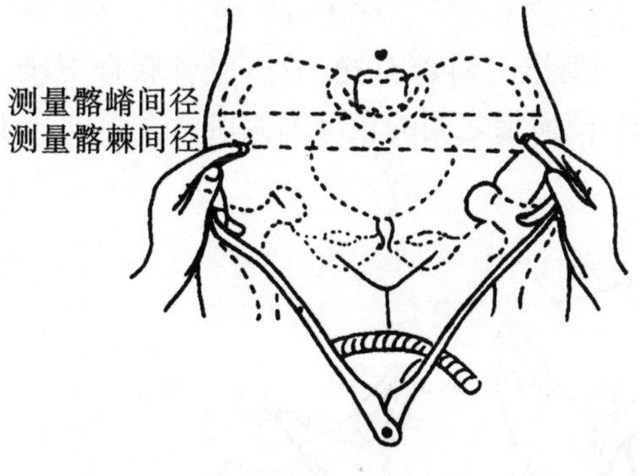

图4-1　髂棘间径、髂嵴间径

(3)骶耻外径　孕妇取左侧卧位，左腿屈曲，右腿伸直，测量耻骨联合上缘中点至第5腰椎棘突下凹陷处的距离(图4-2)，正常值为18～20 cm。可间接推测骨盆入口前后径的长短。

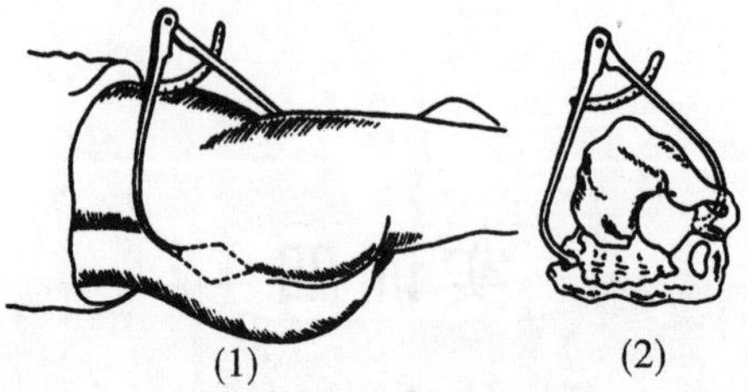

图 4-2　测量骶耻外径

(4)坐骨结节间径　孕妇取仰卧位,两腿屈曲外展,双手抱双膝,测量两侧坐骨结节内侧缘之间的距离(图 4-3),正常值为 8.5 ~9.5 cm,平均值为 9 cm。

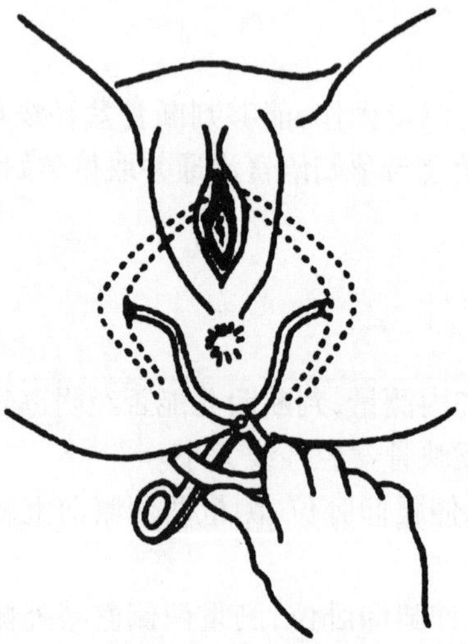

图 4-3　坐骨结节间径

(5)耻骨弓角度　两拇指尖斜着对拢,放于耻骨联合下缘,左右两拇指平放在两侧耻骨降支的上面,测量两拇指之间的角度即为耻骨弓角度。正常值为 90°,小于 80°为异常(图 4-4)。

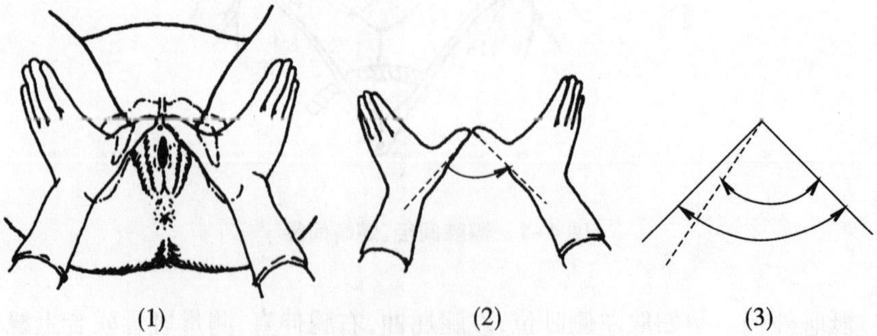

图 4-4　耻骨弓角度

2. 骨盆内测量　在妊娠 24 ~ 36 周阴道较松弛时进行。检查时孕妇取膀胱截石位,检查者戴消毒手套并涂以润滑剂。

(1) 对角径　又称骶耻内径,为耻骨联合下缘至骶岬上缘中点的距离,正常值为 12.5 ~ 13 cm(图 4-5)。

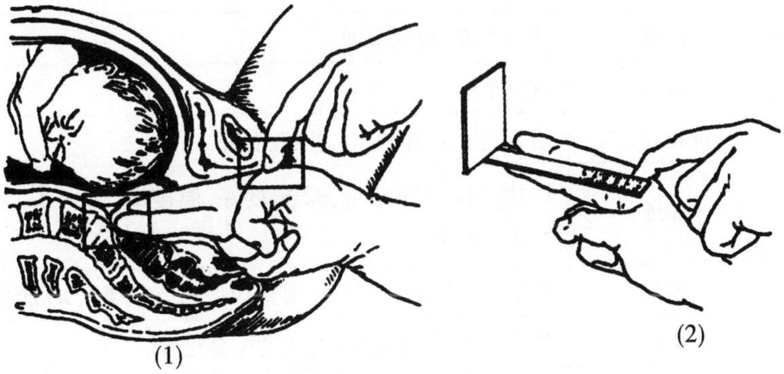

图 4-5　骶耻内径

(2) 坐骨棘间径　测量两坐骨棘间的距离,正常值约为 10 cm。检查者一手的示、中指伸入阴道内,分别触及两侧坐骨棘,估计其间的距离。

(3) 坐骨切迹宽度　可了解中骨盆情况,为坐骨棘与骶骨下部间的距离,即骶棘韧带的宽度。若能容纳 3 横指(5.5 ~ 6 cm) 为正常。

注意事项

1. 检查前协助孕妇排空膀胱。
2. 检查前搓热双手,保护孕妇的隐私,用屏风遮挡。
3. 骨盆体表标志定位准确,能正确读取测量数值。
4. 关心体贴孕妇,做好孕期健康宣教。

案例分析

王女士,G_2P_1,孕 28 周,于 2018 年 5 月 18 日前来进行产前骨盆测量检查。

产科检查结果:髂棘间径为 24 cm,髂嵴间径 26 cm,粗隆间径 28 cm,骶耻外径 19 cm,坐骨结节间径 8 cm,耻骨弓角度 90°。

请问:①判断该孕妇骨盆情况。②进一步如何处理?

考核评分标准

项目总分	项目内容	考核内容及技术要求	分值
素质要求（4分）	仪表	端庄大方、态度亲切	2
	着装	衣帽整洁	1
	自我介绍	语言交流清晰、规范、礼貌、温和	1
操作前准备（16分）	环境	评估产科门诊环境，采光良好，温度26～28 ℃，湿度50%～60%	3
	用物	用物齐全（骨盆测量器、骨盆模型），有序摆放，性能良好	4
	孕妇	排空膀胱，取正确体位，主动配合检查	3
	核对孕妇信息	核对身份信息、孕周、胎次	5
	助产士	修剪指甲（口述），七步洗手	1
操作步骤（70分）	体位	协助孕妇取伸腿仰卧位	1
	测量髂棘间径	两侧髂前上棘外侧缘的距离，正常值为23～26 cm。读出测量值	12
	测量髂嵴间径	两侧髂嵴外侧缘最宽的距离，正常值为25～28 cm。读出测量值	12
	体位	协助孕妇取左侧卧位，左腿屈曲，右腿伸直	1
	测量骶耻外径	将测量器一端放于耻骨联合上缘中点，另一端放于第5腰椎棘突下，读取测量器上数值。正常值为18～20 cm。读出测量值	12
	体位	协助孕妇取仰卧位，两腿屈曲外展，双手分别抱双膝	1
	测量坐骨结节间径	双手持测量器分别置于两坐骨结节内侧缘，测量两坐骨结节内侧缘之间的距离，即为坐骨结节间径。正常值为8.5～9.5 cm。读出测量值	12
	测量耻骨弓角度	两拇指平放在两侧耻骨降支的上面，两拇指尖对拢，置于耻骨联合下缘，测量两拇指之间的角度。正常值为90°。读出测量值	12
	整理记录	整理用物，七步洗手，报告操作结束	2
		告知孕妇检查结果，并填写在保健手册上，预约下次检查时间	3
		完整、准确地将信息录入妇幼信息管理系统	2

续表

项目总分	项目内容	考核内容及技术要求	分值
综合评价（10 分）	严格遵守操作规范		5
	顺序正确，动作规范，操作熟练		2
	关心孕妇，沟通有效		3
总分			100
得分			

思考与练习

（一）选择题

初孕妇，25 岁，第一胎，宫内孕 28 周，在产科门诊进行产前检查，正在进行骨盆的测量，护士告诉骶耻外径测量在产科有重要意义。

1. 测量时护士指导孕妇采取的正确体位是（　　）

A. 取左侧卧位，左腿伸直，右腿屈曲　　B. 取左侧卧位，右腿伸直，左腿屈曲

C. 取右侧卧位，左腿伸直，右腿屈曲　　D. 两腿屈曲，双手抱膝

E. 伸腿仰卧位

2. 此径线的测量起止点是（　　）

A. 测两侧髂前上棘外缘的距离

B. 测两侧髂嵴外缘的距离

C. 测第 5 腰椎棘突下至耻骨联合上缘中点距离

D. 测第 5 腰椎棘突下至耻骨联合下缘中点距离

E. 测骶部菱形窝上角至耻骨联合下缘中点距离

3. 此径线的正常值是（　　）

A. 8.5 ~ 9 cm　　B. 18 ~ 20 cm

C. 23 ~ 26 cm　　D. 25 ~ 28 cm

E. 28 ~ 31 cm

4. 测量骶耻外径的目的是了解（　　）

A. 中骨盆平面前后径　　B. 出口平面前后径

C. 中骨盆平面横径　　D. 骨盆入口前后径

E. 骨盆入口横径

参考答案：

1. B　2. C　3. B　4. D

（二）简答题

1. 写出骨盆外测量的体位、径线及起止点、正常值。

2. 骶耻外径的测量在产科有何意义？

（梁　静　李梦婕）

实训五

胎心音听诊

目的

①根据胎方位不同，能够掌握听诊胎心音方法，区别子宫杂音、脐带杂音、腹主动脉杂音与胎心音有何不同。②关心孕妇，学会与孕妇语言沟通技巧并取得检查配合。

相关知识

1. 可用胎心听诊器、多普勒仪或胎儿监护仪监测胎心率。妊娠 12 周时可用多普勒胎心听诊仪探测到胎心音，妊娠 18～20 周用听诊器或木质听筒经孕妇腹壁能够听到胎心音，正常胎心率为 110～160 次/min。

2. 妊娠 24 周以前，胎心音多在脐下正中或稍偏左或偏右听到，妊娠 24 周以后，胎心音多在胎儿背部的孕妇腹壁部位听得最清楚。胎心音应与子宫杂音、腹主动脉音及脐带杂音相鉴别。

3. 胎心在靠近胎背上方的孕妇腹壁上听得最清楚。枕先露时，胎心在脐右（左）下方；臀先露时，胎心在脐右（左）上方；肩先露时，胎心在靠近脐部下方听得最清楚。听诊时应注意其节律和强弱。

4. 分娩时在宫缩间歇期听取胎心音，潜伏期每隔 1～2 h 听胎心 1 次，活跃期每隔 15～30 min 听胎心 1 次，每次听诊 1 min 并记录。第二产程通常每 5～10 min 听胎心 1 次，用胎儿监护仪监测胎心可了解胎心率的瞬间变化及与宫缩的关系。

注意事项

1. 听诊胎心音时，动作要轻柔、正确并注意遮挡孕妇。

2. 操作听诊时，摆体位暴露腹部，判断胎背的位置，将耦合剂涂于孕妇腹部皮肤上，在听诊探头（听筒）放在胎背处听诊，听到钟表“滴答”双音后，记录 1 min。

3. 听诊胎心音尽量避开腹部瘢痕和皮肤破损处。

4. 胎动和宫缩时尽量不要听取胎心音。

5. 注意胎心的频率、节律、强弱，注意与子宫杂音、腹主动脉音及脐带杂音相鉴别。

6. 胎心率>160 次/min 或<110 次/min 均提示胎儿窘迫,应报告医生处理 。

案例分析

王女士,初孕妇,孕 36 周,四步触诊结果:子宫底部触到圆而硬的胎头,在耻骨联合上方触到较软而宽不规则的胎臀,胎背位于母体腹部右前方,胎方位为骶右前。

请问:①胎心音听诊的位置是什么?正常胎心是什么?②胎心音听诊时需要与哪些杂音进行鉴别?

考核评分标准

项目总分	项目内容	考核内容及技术要求	分值
操作前准备(10 分)	护士	仪表、语言、态度、核对、解释	5
	物品	胎心听筒或多普勒胎心检测仪、计时器备齐、性能良好	2
	环境	整洁明亮,温湿度适宜	1
	患者	已做好准备并理解合作	2
操作步骤(80 分)	听诊前	备齐用物携至床旁,核对并解释	5
		孕妇排空膀胱后取仰卧位或半坐卧位,头部稍垫高,双腿屈曲分开,露出腹部	10
	听诊	确诊听诊区	20
		涂少量耦合剂于腹部	5
		打开多普勒胎心仪开关(分娩时在宫缩间歇期),将探头置于胎心听诊区,当听到强而有力、有节律的搏动声时,用手固定探头	15
		以手表或时钟计时,听诊 1 min 胎心跳动次数,将结果告诉孕妇	15
	听诊后	关闭多普勒开关	5
	整理记录	擦去腹部及探头耦合剂,协助孕妇下床,询问并观察孕妇感受	2
		整理用物,记录,报告操作结束	3
综合评价(10 分)	顺序正确,动作规范,操作熟练		6
	沟通有效,充分体现人文关怀		4
总分			100
得分			

思考与练习

(一)选择题

1. 胎心音听诊正确的是(　　)

A. 为单音

B. 初孕妇在妊娠 18 ~20 周经腹部可听到

C. 妊娠 24 周后,在胎儿肢体侧听得最清楚

D. 常伴有脐带杂音

E. 常伴有子宫杂音

2. 在孕妇腹壁上听诊,节律与母体心律一致的声音是(　　)

A. 胎心音　　B. 子宫血流杂音

C. 脐带杂音　　D. 胎动音

E. 腹主动脉音

3. 在孕妇腹壁上听诊,节律与胎心率心律一致的声音是(　　)

A. 胎心音　　B. 子宫血流杂音

C. 脐带杂音　　D. 胎动音

E. 腹主动脉音

4. 某孕妇,孕 34 周,胎方位为枕左前位,听取胎心音的部位应在(　　)

A. 脐下左侧　　B. 脐下右侧

C. 脐上左侧　　D. 脐上右侧

E. 脐周

参考答案:

1. B　2. B　3. C　4. A

(三)简答题

1. 根据胎方位的不同,胎心音听诊正确位置是什么?

2. 正常胎心音有何特点? 听诊方法有哪些?

(梁　静　李梦婕)

实训六

产时会阴消毒

目的

①减少会阴分泌物,保护会阴及肛门部清洁,去除异味,使产妇舒适。②促进产后会阴伤口愈合。③预防或减少泌尿系统和生殖系统的感染。

相关知识

1. 初产妇宫口开全、经产妇宫口开大 4 cm 且宫缩规律有力时,应将产妇送至产房做好接产准备。

2. 用物准备:无菌会阴护理包 1 个(治疗碗 1 个、弯盘 1 个、无菌镊子或消毒止血钳 2 把、棉花球若干个、无菌干纱布 2 块、消毒会阴垫 1 个)、一次性会阴垫巾或塑料单和中单 1 块,弯盘 1 个、PE 手套 1 双、碘伏消毒液、手消毒液。

3. 体位准备:让产妇仰卧于产床上,两腿屈曲分开,露出外阴部,垫巾于臀下,将弯盘放两膝之间放置污物。

4. 清洁顺序:阴阜、大腿内上 1/3、大阴唇、小阴唇、前庭、会阴、肛门周围、肛门,擦洗时由上到下,自外向内。消毒顺序:前庭、小阴唇、大阴唇、阴阜、大腿内上 1/3、会阴、肛门周围、肛门,消毒时由内向外擦洗,自上而下(图 6-1)。

5. 可根据产程情况增加擦洗次数,直至擦净,最后用干纱布块擦干各部分。

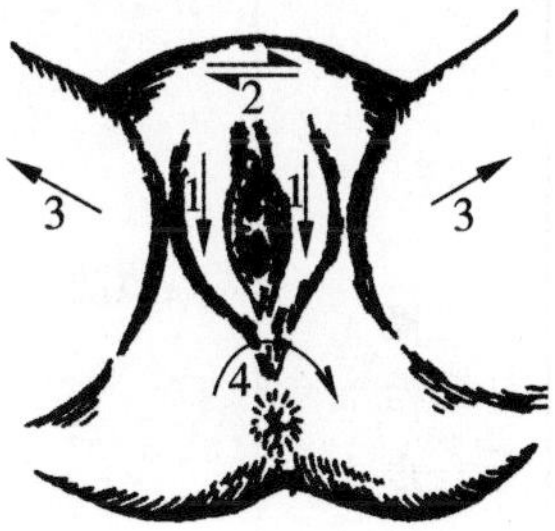

图 6-1　外阴消毒顺序

注意事项

1. 擦洗动作轻稳、熟练,擦洗顺序清楚。

2. 在擦洗时应注意观察会阴有无红肿及分泌物情况,如发现异常及时通知医生处理。

3. 外阴消毒后嘱咐产妇不要触及消毒部位,以防污染。护士注意手消毒,防止发生交叉感染。

4. 严格执行无菌操作规程及消毒顺序。

案例分析

王女士,30 岁,G_2P_1,孕 39 周,阵发性腹痛 4 h 入院待产。检查:宫缩 40 s/(5 ~6)min,枕左前位,胎心率 140 次/min,宫口开大 5 cm,胎膜未破,骨盆外测量正常。

请问:①判断该产妇产程及宫颈扩张期。②应做好哪些接产准备?

考核评分标准

项目总分	项目内容	考核内容及技术要求	分值
素质要求(6 分)	仪表	端庄大方、态度亲切	2
	着装	衣帽整洁,洗手,戴口罩	2
	沟通交流	语言规范,与产妇交流有礼貌、语言温和	2
操作前准备(14 分)	环境	评估环境,温度 26 ~28 ℃,湿度 50% ~60%(口述) 关闭门窗或屏风、隔帘遮挡(口述)	2
	用物	备齐用物,有序摆放	5
	孕妇	核对、解释检查的目的及配合要求	2
		排空膀胱,协助产妇仰卧位,双腿屈曲稍分开,暴露外阴,放松腹肌	5
操作步骤(76 分)	铺垫巾	戴手套置垫巾于臀下,将弯盘放两膝之间放置污物	3
	夹取棉球	用长镊子夹取浸有消毒液的棉球,用卵圆钳擦洗	10
	擦洗	清洁顺序:阴阜、大腿内上 1/3、大阴唇、小阴唇、前庭、会阴、肛门周围、肛门,擦洗时由上到下,自外向内	15
		消毒顺序:前庭、小阴唇、大阴唇、阴阜、大腿内上 1/3、会阴、肛门周围、肛门,消毒时由内向外擦洗,自上而下	15
		擦洗:以伤口、阴道口为中心,逐渐由内向外擦洗,以防伤口、阴道口、尿道口污染,最后擦洗肛周及肛门,可根据产妇情况增加擦洗次数,直至擦净	12
	擦干	取干纱布擦干,顺序同上	5
	更换	为患者更换消毒垫	5
		撤去垫巾,协助取舒适卧位	5
	整理记录	协助产妇整理衣物,取舒适卧位	2
		询问产妇感受,有无不适并交代注意事项	2
		进行健康教育	2

续表

项目总分	项目内容	考核内容及技术要求	分值
综合评价（4 分）	顺序正确,动作规范,操作熟练		2
	沟通有效,充分体现人文关怀		2
总分			100
得分			

思考与练习

(一)选择题

1. 会阴擦洗的目的不包括(　　)

A. 防止泌尿系统感染　　B. 促进会阴部血液循环

C. 促进会阴部伤口愈合　　D. 防止生殖系统感染

E. 保持会阴部清洁

2. 会阴擦洗时不正确的方法是(　　)

A. 屏风遮挡产妇以保护隐私

B. 第一遍擦洗顺序是自上而下,由外到内,初步清除会阴部的分泌物及血迹

C. 第二遍擦洗顺序是自上而下,由内到外,最后擦净伤口

D. 每擦洗一个产妇后护理人员要清洁洗手,防止交叉感染

E. 保持会阴部清洁

参考答案:

1. B　2. C

(二)简答题

试述产前会阴清洁和消毒步骤。

（梁　静　李梦婕）

实训七

产程助产技术

目的

使胎儿正常娩出，保护会阴，避免会阴的严重撕裂。

相关知识

1. 评估和观察要点　①评估孕妇年龄、疾病史、孕产次、精神状态等。②评估生命体征、胎心、子宫收缩、宫口扩张、胎头下降、胎膜等情况。③观察软产道情况、胎盘剥离征象、子宫收缩及阴道出血情况。④评估新生儿情况。

2. 操作要点　①严密观察产程进展，适时胎心监护，适时肛查。②协助胎儿娩出，行新生儿 Apgar 评分。③协助娩出胎盘并检查是否完整。④胎儿娩出后及时给予缩宫素。⑤检查软产道是否有损伤，必要时缝合会阴伤口。⑥胎膜早破者，每 15 ~ 30 min 检测胎心 1 次。羊水中混有胎粪流出者，立即通知医生。

3. 指导要点　①鼓励产妇进食及适当运动。②协助产妇及时排便、排尿。③指导产妇配合呼吸减轻疼痛的方法。④指导分娩时的配合要点。

注意事项

1. 重视产妇主诉，给予个性化的护理。
2. 胎儿娩出后 2 h 内应密切观察子宫收缩和阴道出血的情况。
3. 鼓励产妇产后尽早自行排尿。
4. 产后观察 2 h，无异常情况可送回病房。

案例分析

初产妇，28 岁，G_1P_0，阵发性腹痛伴阴道血性分泌物 3 h。自感腹痛逐渐加剧，精神焦虑，反复向医护人员询问何时分娩，能否顺利。检查：宫缩持续 50 s，间歇 2 min，未破水；BP 120/80 mmHg，枕左前位，宫高 33 cm，胎心率 132 次/min，宫口开大 7 cm；

骨盆径线和形态正常。

请问：作为助产士的小王应该怎样应对即将到来的分娩？

考核评分标准

项目总分	项目内容	考核内容及技术要求	分值
操作前准备（10分）	人员要求	衣帽整洁、修剪指甲、戴口罩、刷手（口述）	4
	环境准备	关门窗或用屏风遮挡，室内温度适宜（口述）	3
	物品准备	产包、手术衣、手套	3
操作步骤（80分）	核对产妇信息，解释操作目的及方法，取得合作		3
	协助产妇脱去衣裤，取膀胱截石位		3
	消毒会阴后，打开产包，准备接生用物		6
	指导产妇宫缩时向下屏气用力，正确运用腹压，宫缩过后，安静休息		6
	当阴唇后联合紧张时开始保护会阴，肛门盖纱布，接生者右手托住会阴部		6
	宫缩时，帮助胎头俯屈，左手持纱布以示指、中指轻压胎头枕部，使其以枕下前囟径通过阴道口		6
	当胎头着冠时，协助胎头仰伸及娩出		6
	当胎头娩出后，左手迅速挤出口鼻黏液及羊水		6
	右手保护会阴，左手协助胎头复位及外旋转		6
	嘱产妇增加腹压，右手保护会阴，左手压前肩、抬后肩，协助胎儿娩出		6
	观察胎盘剥离征象，协助胎盘娩出		5
	检查胎盘、胎膜是否完整		3
	测量胎盘体积及脐带长度		4
	检查软产道，计算产后出血量		4
	产妇留产房观察 2 h，观察血压、脉搏、宫缩、宫高、出血量，填写各种记录单		4
	如 2 h 后产妇无异常，将产妇及新生儿送回母婴休息室继续观察并进行交接		3
	整理用物		3
终末质量（10分）	注意保暖，保护产妇隐私		5
	动作轻柔敏捷，注意观察产妇的反应		5
总分			100
得分			

思考与练习

(一)填空题

1. 胎头俯屈后由衔接时的枕额径变为________。
2. 从________到________为第二产程。
3. 破膜多发生在________时。
4. 新生儿娩出后首选的护理措施是________________。

(二)选择题

1. 枕前位胎头完成内旋转的时间在(　　)
A. 妊娠晚期　　B. 产程开始时
C. 第一产程末　　D. 第二产程初
E. 第二产程末

2. 初产妇第二产程不应超过(　　)
A. 30 min　　B. 1 h
C. 2 h　　D. 3 h
E. 4 h

3. 临产后鼓励产妇排尿的间隔时间是(　　)
A. 30 min　　B. 1 h
C. 1 ~2 h　　D. 2 ~4 h
E. 4 ~6 h

4. 初产妇,28 岁,孕 38 周,规律宫缩 6 h。查体:血压 120/80 mmHg,骨盆形态及大小正常,枕左前位,胎心率 140 次/min,预测胎儿体重 2 700 g。肛查宫口开大 2 cm,S=0。此产妇正确的护理措施是(　　)
A. 吸氧　　B. 静脉注射地西泮 10 mg
C. 人工破膜　　D. 等待自然分娩,不予干涉
E. 肥皂水灌肠

5. 接生时开始保护会阴的时机应是(　　)
A. 经阴道外口看到胎发时　　B. 胎头开始拨露时
C. 胎头开始着冠时　　D. 胎头拨露阴唇后联合紧张时
E. 胎头仰伸时

参考答案:

1. C　2. B　3. D　4. D　5. D

(三)简答题

1. 简述接产前的消毒顺序。
2. 简述胎盘剥离征象。

(周筱鑫　范冬莲)

实训八

新生儿即刻护理

目的

让新生儿在最短的时间内获得下列照顾:①适当保暖,避免体热散失。②维持呼吸道的清洁通畅。③预防感染。④及早发现异常,及时给予处理。⑤留下完整的出生记录。

相关知识

(一)适应证

刚出生的新生儿。

(二)禁忌证

新生儿窒息应先进行抢救处理。

(三)操作程序

1. 更手术衣、帽,戴口罩。

2. 准备用物:无菌手套、吸痰设备、新生儿复苏气囊、给氧装置、脐夹或止血钳、0.9%氯化钠溶液、气门芯、3号丝线、换药包(内装纱布、复合碘棉球、Y形纱布)、绷带、小棉签、Apgar评分表、量尺、新生儿磅秤、手圈、新生儿衣物、尿布、毛毯,以上物品各1个,2.5%碘酒(75%酒精、0.05%碘伏)或20%高锰酸钾溶液,印台2个(蓝色、红色各1个)、基础注射盘等。

3. 洗手、戴无菌手套。

4. 抽吸羊水:①新生儿出生后,立即用手挤出新生儿口鼻中的分泌物,再用吸管将口鼻的羊水吸净(先吸口腔再吸鼻腔);②抽吸时间不得超过15 s(以免伤害新生儿稚嫩的口、鼻、咽喉等部位的黏膜);③抽吸时压力应小于10 mmHg。

5. 评估:①新生儿有无头颅血肿、锁骨骨折等产伤等;②进行Apgar评分;③身体外观评估。

6. 记录:记录性别、出生时间。

7. 擦净胎脂:①将新生儿置于保温处理台上(随时注意保暖);②以纱布迅速擦干

全身(尤其是皮肤皱褶处)。

8. 处理脐带

(1)夹脐带:①用脐带夹在距离脐带根部2 ~3 cm处用脐夹夹;②再用3号丝线在脐夹上端将脐带结扎;③剪掉其余脐带。

(2)气门芯:①血管钳套住气门芯,距脐轮0.5 cm处钳夹脐带;②血管钳上0.5 cm处剪断脐带,丝线牵引气门芯套住脐带(图8-1);③松开止血钳。

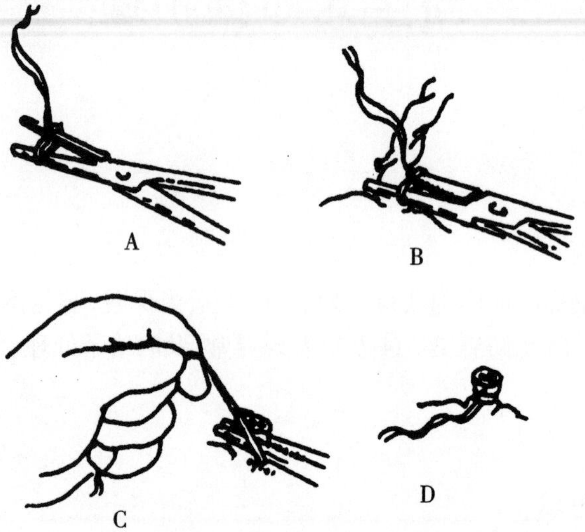

图8-1　气门芯结扎脐带法

(3)观察脐切面的血管是否为3条,即2条动脉,1条静脉。

9. 消毒脐断面:以2.5%碘酒(75%酒精、0.05%碘伏)或20%高锰酸钾溶液棉球消毒脐切面。

10. 涂眼药:以两支消毒小棉签蘸0.9%氯化钠溶液各涂擦于新生儿的双眼(内眦往外眦)。

11. 检查体表:检查新生儿体表、肢体是否有异常或畸形并报告医生。

12. 评估一般情况:判断婴儿哭声、活动情况、肤色变化。

13. Apgar评分:①出生后1 min评分;②出生后5 min评分;③出生后10 min评分。

14. 测量发育指标

(1)测量体重:把清洁尿布铺在秤盘上,调节指针至零点平衡;将新生儿放在秤盘上,左手悬于新生儿上方;观察重量,准确读数。以千克为单位记录体重(图8-2)。

(2)测量身长:把清洁布铺于卧式身长测量板上;将新生儿平卧于测量板的中线上,使头顶轻贴量板顶端。可由助手固定头部,使两耳在同一水平。测量者左手按住新生儿双膝使双腿靠拢并伸直,右手移动足板,接触两侧足跟,并与底板相互垂直,使两侧标尺刻度读数相同,准确读数,精确到0.1 cm并记录(图8-3)。

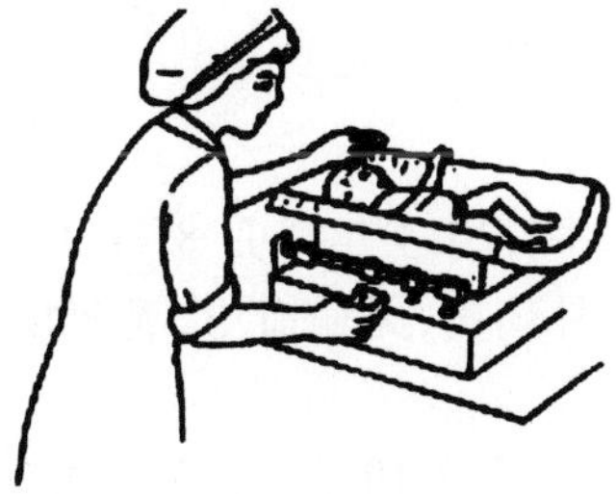

图 8-2　体重测量法

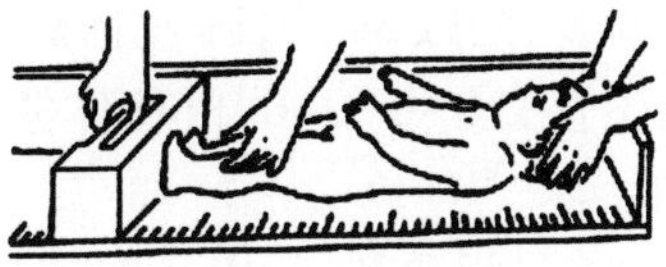

图 8-3　身长测量法

(3)测量头围(必要时):新生儿仰卧或由一人抱起,测量者用左手拇指将软尺"0"点固定于新生儿头部右侧齐眉弓上缘。再从头右侧向后经枕后结节而回到"0"点,软尺紧贴头皮。准确读数,以厘米计算并记录(图 8-4)。

(4)测量胸围(必要时):测量者用左手拇指将软尺"0"点固定于新生儿一侧乳头下缘,右手拉软尺经右侧绕至后背两肩胛骨下角下缘,再经左侧回至"0"点;准确读数;以厘米为单位记录(图 8-5)。

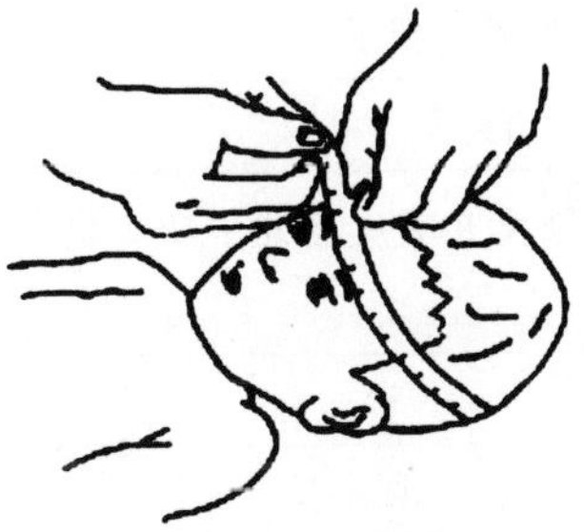

图 8-4　头围测量法

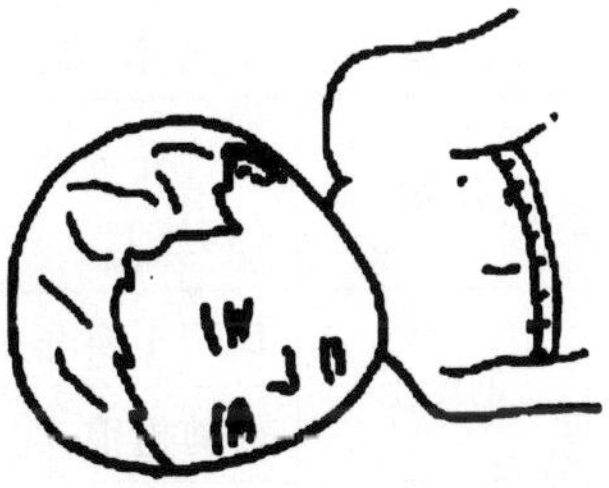

图 8-5　胸围测量法

15. 记录:①正确填写并完成新生儿记录单;②盖新生儿右脚脚印(蓝色)和母亲右手拇指印(红色)于记录单上。

16. 包裹:为新生儿包尿布,用大毛巾、毛毯包裹全身。

17. 送婴儿室:①以保温箱送往婴儿室(早产儿、低体重儿);②密切观察新生儿的一般情况。

18. 整理用物。

19. 洗手。

注意事项

1. 注意新生儿的保暖,防止窒息、外伤。
2. 必须在第一口呼吸前,清理上呼吸道,以免发生吸入性肺炎。
3. 脐带结扎时注意无菌操作,并结扎牢固、无渗血。
4. 消毒脐带断面时,高浓度药液不可接触新生儿皮肤,以免发生皮肤灼伤。

案例分析

小丽,28 岁,妊娠 39 周,阵发性腹痛 4 h 入院,2014 年 2 月 8 日 9 时入院生产。25 岁结婚,生育史 0-0-0-0,既往体健,无手术外伤史,无输血史,无药物过敏史。家族史无特殊。

请问:分娩过程顺利,新生儿哭声响亮,Apgar 评分 10 分,小李作为责任助产士,应怎样做脐带结扎及其护理?

考核评分标准

项目总分	项目内容	考核内容及技术要求	分值
素质要求(6 分)	报告内容	报告考核者学号及考核项目	2
	仪表举止	仪态端庄大方,态度认真和蔼	2
	服装服饰	服装(洗手衣)鞋帽整洁,着装符合要求	2
操作前准备(16 分)	环境	安静、清洁、温度 24 ~ 26 ℃(口述)	2
	用物	备物齐全,新生儿辐射台、新生儿吸痰器处于功能状态(口述)	2
	助产士	助产士换洗手衣、戴口罩	2
		修剪指甲,洗手(七步洗手法)	2
	新生儿	核对姓名,评估新生儿一般情况(口述)	2
		了解有无胎儿宫内窘迫情况(口述)	2
	护理前准备	助产士外科洗手消毒(口述)	2
		戴无菌手套	2
操作步骤(70 分)	清理呼吸道、刺激呼吸	胎头娩出后,立刻清理口鼻腔分泌物,手法正确	2
		胎儿娩出后,用右手持纱布擦净新生儿口鼻腔外部黏液	3
		必要时用婴儿吸痰管清除呼吸道羊水及黏液	3
		确认呼吸道通畅未啼哭,可用手轻拍新生儿足底	3
		用纱布擦干全身皮肤	2
	Apgar 评分	出生后 1 min 及 5 min 给予 Apgar 评分	3

续表

项目总分	项目内容	考核内容及技术要求	分值
操作步骤（70分）	处理脐带	胎儿娩出后1 ~2 min断脐	3
		将新生儿置于已预热的保暖台上	2
		用75%的酒精消毒脐带根部及周围	3
		用一止血钳套上气门芯，距脐跟0.5 cm处夹住脐带	3
		在钳夹远端0.5 cm处将脐带剪断	3
		牵拉丝线将气门芯拉长套在钳夹脐带上	2
		用0.05%碘伏或75%酒精消毒脐带断面，取下止血钳	3
		药液不可接触新生儿的皮肤，以免发生皮肤灼伤（口述）	2
		待脐带断面干后，以无菌纱布覆盖，再用脐带布包扎	3
	体格检查及称体重	让产妇确认新生儿性别	4
		初步清洁新生儿身上的皮肤	4
		仔细对新生儿进行全面体格检查	4
		称体重，测身长	4
	新生儿做标记及其他护理	新生儿标记 （1）将新生儿足底印及产妇拇指印盖在婴儿病历上 （2）系上标明新生儿性别、体重、出生时间、母亲姓名和床号的手腕带和包被标牌 （3）初步进行新生儿体检	6
		指导早吸吮及母乳喂养宣教	2
	操作后处理	再次与产妇沟通，告知新生儿护理完毕已放在婴儿床上	2
		关闭新生儿辐射台等设备，整理物品及物归原处	2
		报告操作结束	2
综合评价（8分）	程序正确，动作规范，操作熟练		6
	态度和蔼，语言恰当，沟通有效、体现人文关怀		2
总分			100
得分			

思考与练习

（一）填空题

临床上常用的结扎脐带的方法有________和________。

（二）选择题

1. 关于 Apgar 评分法，下列哪些是错误的（　　）

A. 皮肤青紫得 0 分　　B. 肌张力松弛得 1 分

C. 呼吸浅慢且不规则得 2 分　　D. 心率 120 次/min 且规则得 2 分

E. 刺激咽喉部出现咳嗽、恶心得 1 分

2. 当胎儿娩出后应立即（　　）

A. 保暖　　B. 结扎脐带

C. 清理呼吸道　　D. 记录出生时间

E. 进行新生儿评分

参考答案：

1. D　2. C

（三）简答题

1. 新生儿 Apgar 评分标准是什么？

2. 产后即时护理要点有哪些？

（周筱鑫　范冬莲）

实训九

会阴切开缝合术

目的

为了避免分娩时造成会阴严重裂伤，减轻分娩时的阻力，预防胎儿颅内出血。

相关知识

（一）适应证

1. 初产妇需胎头吸引、产钳助产或臀位助产时。

2. 缩短第二产程，如妊娠高血压综合征、妊娠合并心脏病、胎儿宫内窘迫等。

3. 早产儿、宫内发育迟缓等，预防早产儿颅内出血。

4. 经产妇会阴中心腱（会阴体）瘢痕，影响会阴扩张；会阴体条件不良，如会阴坚韧弹性差、会阴体过长等。

（二）禁忌证

1. 胎儿较小或畸形，难以成活。

2. 难以控制的出血倾向。

（三）操作程序

1. 素质要求（着装、仪表、态度）。

2. 评估

（1）评估产妇心理状况、合作程度。

（2）会阴部条件，初步判断切口方向及大小。

（3）麻醉药物过敏史。

3. 更换手术衣、帽，戴口罩。

4. 分娩状况。

5. 准备用物：会阴切开包，包括会阴侧切剪刀 1 把、长穿刺针头 1 个、弯止血钳 4 把、巾钳 2 把、持镊 1 把、持针器 1 把、三角缝合针 2 个、圆缝合针 2 个，0.25% ~ 0.5% 普鲁卡因 20 mL、1 号丝线 1 团、0 号铬制肠线 1 管、治疗巾 4 块、纱布 10 块、复合碘溶液、20 mL 注射器 1 个。

6. 解释、安慰产妇

(1)向产妇解释会阴侧切的目的,以取得其配合。

(2)护士或丈夫应陪伴在产床旁边,指导用力、擦汗、喂水、给予安慰和关怀,消除其紧张心理。

7. 麻醉　助产士或护士协助产妇取膀胱截石位,将左手示、中二指放入阴道触摸坐骨棘做指引,右手持带长针头的注射器(含 0.5% 普鲁卡因溶液 20 mL),在肛门与坐骨结节连线中点进针注一皮丘,再将针头刺向坐骨棘内后方,抽无回血注入 1/2 量麻药,然后边抽针头边推注约 1/4 量麻药,针头退至皮下时,再将针头沿皮下依次朝向切开侧的大小阴唇、阴道口、会阴体等方向刺入,边退边推注药物做扇形浸润麻醉,往返 3 ~4 次,将剩余药液依次注完,达到会阴局部各层组织松弛、麻醉。

8. 切开

(1)会阴后-斜切开:①评估会阴条件决定侧斜切开或正中切开,以会阴左侧切口为例,冲洗消毒会阴部并铺巾,麻醉起效后,左手示、中两指伸入阴道,撑起右侧阴道壁,在胎头与阴道壁之间,准备切开,这样既可保护胎儿又可指示切口的位置。②右手持会阴侧切剪,一叶置入阴道内手的示、中二指之间,另一叶放在阴道外,使剪刀的刀刃线与会阴后联合中线向左呈 45°,宫缩时剪开皮肤和黏膜 3 ~5 cm。会阴高度膨隆时角度应取 60° ~70°,并用纱布止血(图 9-1 左)。

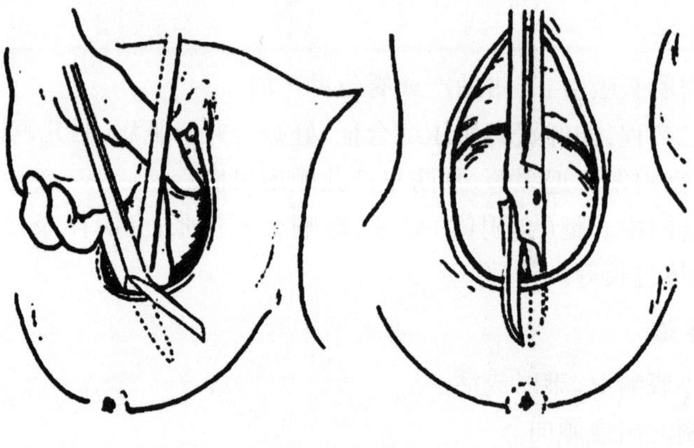

图 9-1　切开

(2)会阴正中切开:①左手示、中指深入阴道,挑起预定切开部位的阴道后壁;②右手持剪刀剪开阴道后壁中线 2.5 ~3 cm,勿损伤肛门括约肌和直肠前壁(图 9-1 右)。

9. 止血　渗血时用纱布压迫止血,小动脉出血时应予及时结扎。

10. 配合、助产

(1)指导产妇屏气用力,利用宫缩间歇休息。

(2)提供会阴切开所需要的各种器械、药物、敷料、针、线及其他物品。

11. 缝合

(1)检查胎盘、胎膜完整性,判断其是否完全娩出。

(2)检查阴道及其他部位有无撕裂。

(3)胎盘娩出后,阴道内置入一带尾纱布团(暂时阻止子宫腔血液外流,以便暴露手术野),用1-0或2-0的肠线自切口顶部上方0.5~1 cm进针进行缝合阴道黏膜及黏膜下层至处女膜环处(图9-2)。

(4)再缝合肌层和皮下组织(图9-3)。

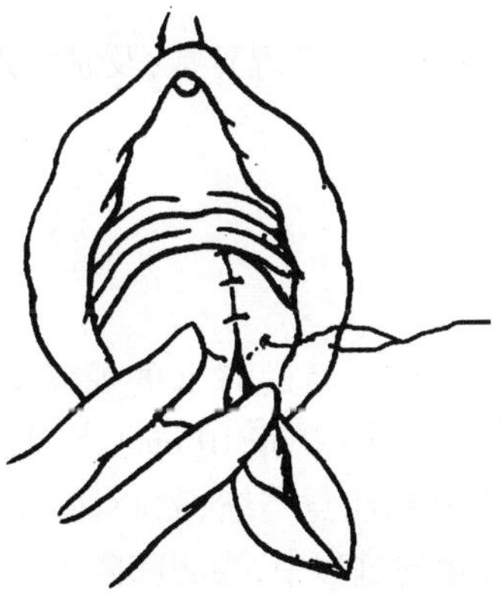
图9-2　阴道内黏膜及黏膜下层缝合

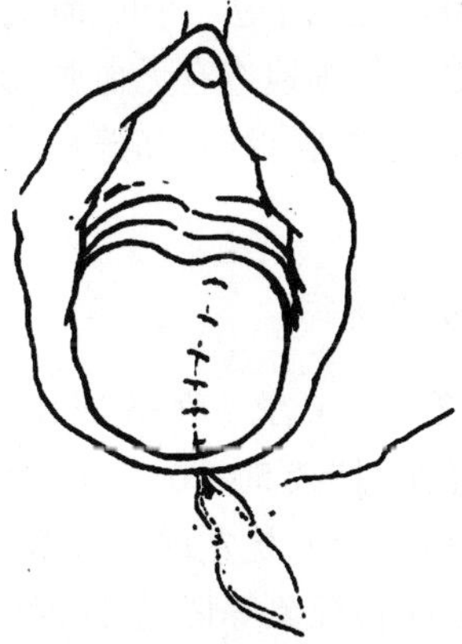
图9-3　间断缝合肌层及皮下组织

(5)最后用1号丝线间断缝合皮肤可吸收线埋缝(图9-4)。

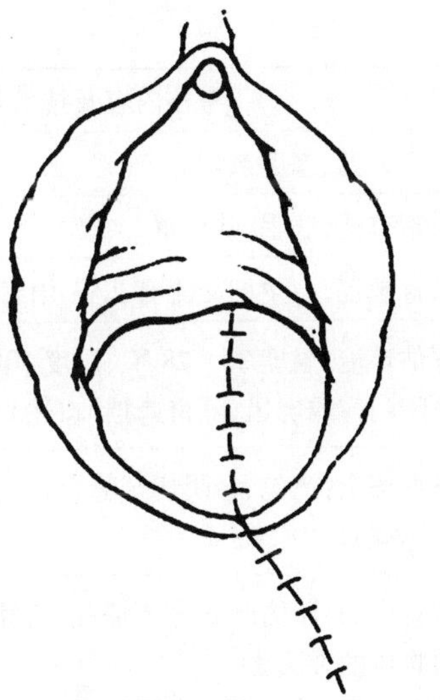
图9-4　缝合皮肤

(6)注意解剖关系缝合,要对合整齐,不留无效腔。

(7)缝合完毕取出阴道纱布团。

(8)常规肛门检查。

12. 护理产妇:①注意为产妇保暖,垫好卫生巾;②协助提供易消化、营养丰富的食物和水。③定时查看宫缩及阴道流血情况,观察2 h无异常,可送回病房休息。

13. 整理用物:①整理用物;②消毒并清洗器械。

14. 洗手、记录。

注意事项

1. 根据产妇及胎儿情况进行选择切开形式及切口大小。
2. 切开时注意手法、角度、时机和切口止血。
3. 缝合后仔细检查有无血肿、肠线是否穿过直肠壁，发现异常，及时处理。
4. 术毕注意清点纱布和缝针。

案例分析

小丽，25 岁，G_1P_0，孕 38 周，阵发性腹痛 2 h 入院。经过 12 h 的观察及护理，产妇宫缩不断增强，持续 50 ~60 s，间歇 1 ~2 min，宫口开全（扩张 10 cm），S+3，胎膜已破，胎心率 140 次/min，枕左前位。责任护士小林正密切注意宫缩、胎心、胎头拨露、会阴变化及产妇生命征象等情况，此时发现在胎头拨露的过程中，会阴膨隆较紧张，同时阴道有少量鲜血流出，小林应该如何处理？

考核评分标准

项目总分	项目内容	考核内容及技术要求	分值
素质要求（3 分）	仪表	端庄大方、态度亲切	1
	着装	衣帽整洁，洗手，戴口罩	1
	沟通交流	语言规范，与孕妇交流有礼貌、语言温和	1
操作前准备（17 分）	环境	评估环境，温度 26 ~28 ℃，湿度 50% ~60%（口述） 关闭门窗或屏风、隔帘遮挡（口述）	2
	用物	备物齐全：产包、会阴切开缝合包（在有效期内、无破损、无潮湿）	2
	产妇	核对产妇，评估产妇身体情况、宫缩情况、羊水情况及应用腹压的方法	8
		解释操作的目的，以取得积极配合	
		排空膀胱，协助产妇取膀胱截石位，暴露腹部，双腿屈曲稍分开，放松腹肌	5
		按自然分娩铺好无菌巾（口述）	

续表

项目总分	项目内容	考核内容及技术要求	分值
操作步骤（70 分）	助产士位置	站在产妇右侧	2
	消毒与麻醉	碘伏棉球重新消毒外阴 2 遍，以切口部位为中心从上至下，从内到外；第 2 遍不超过第 1 遍范围	4
	会阴切开	切开指征、时机与方法正确（口述）	4
		操作动作正确	6
	会阴缝合	阴道黏膜缝合	2
		阴道系带缝合	6
		会阴肌层、皮下组织缝合	2
		会阴皮肤缝合	5
	缝合后处理	对合切口皮肤	5
		阴道检查	2
		肛门检查	5
		再次消毒外阴，清理器械及用物	8
		产妇臀下更换消毒垫单，放平双腿平卧产床上，盖上被子，嘱产妇闭目休息或协助适量进食进饮（口述）	5
		产房观察 2 h（内容口述）	2
		详细填写手术经过，并标明缝线及针数	10
		报告操作结束	2
综合评价（10 分）	顺序正确，动作规范，操作熟练		5
	沟通有效，充分体现人文关怀		5
总分			100
得分			

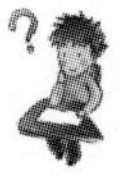

思考与练习

（一）填空题

1. 会阴后-侧切开术切口的位置：与正中线呈________。会阴高度膨隆时，可为________。

2. 会阴切开缝合术后常规进行________检查。

3. 会阴后-侧切伤口于术后第________日拆线。正中切开于术后第________日拆线。

（二）选择题

1. 会阴侧切术切口约（　　）

A. 2 ~ 3 cm　B. 3 ~ 4 cm
C. 4 ~ 5 cm　D. 5 ~ 6 cm
E. 6 ~ 7 cm

2. 会阴切开缝合术后护理，哪项不妥(　　)
A. 常规做好会阴护理
B. 每日用新洁尔灭棉球擦洗外阴 2 次
C. 有红肿可用 95% 酒精湿敷
D. 伤口化脓延期拆线
E. 伤口正常 5 d 拆线

3. 会阴切开缝合术的产妇，术后宜采取的体位是(　　)
A. 平卧位　B. 半卧位
C. 健侧卧位　D. 伤口侧卧位
E. 俯卧位

4. 王某，女，会阴左侧切开术分娩，产后第 4 天，伤口红肿、疼痛、流脓。错误的处理是(　　)
A. 嘱左侧卧　B. 拆线引流
C. 会阴擦洗　D. 坐浴
E. 红外线照射

5. 会阴切开缝合术后每日进行会阴擦洗(　　)
A. 1 次　B. 2 次
C. 3 次　D. 4 次
E. 5 次

参考答案：

1. C　2. D　3. C　4. A　5. B

(三)简答题

1. 简述会阴切开缝合术的适应证及术后护理措施。
2. 简述会阴切开缝合术的目的。

(周筱鑫　范冬莲)

实训十

胎头吸引术

目的

用胎头吸引器置于胎头上，形成一定负压吸住胎头，通过牵引借以协助娩出胎儿。可缩短第二产程。

相关知识

（一）适应证

1. 妊娠高血压综合征、心脏病或胎儿宫内窘迫等需要缩短第二产程。
2. 宫缩乏力导致第二产程延长者。
3. 有剖宫产史或瘢痕子宫，不能屏气使用腹压的孕妇。
4. 需要阴道助产如产钳术、臀牵引术、胎头吸引术。
5. 早产儿、胎儿宫内窘迫等预防颅内出血。

（二）禁忌证

1. 严重头盆不称、产道阻塞或畸形不能经阴道分娩者。
2. 胎位异常如面先露、臀位、横位者。
3. 宫口未开全或胎头先露部位置高。

（三）操作程序

1. 素质要求（着装、仪表、态度）。

2. 知情同意：①向产妇或家属说明此操作的性质，母、婴可能发生的并发症，如阴道损伤、胎儿头皮损伤等。②与产妇或家属签知情同意书。

3. 评估：①骨盆是否正常，有无头盆不称、阴道畸形、尿道修补术后。②有无胎儿不正、额先露或面先露等。③宫口情况，如是否开全，胎先露的位置等。④产妇有无出血性疾病，如难以控制的出血情况。

4. 消毒双手，更手术衣、帽，戴口罩。

5. 产妇准备：接产状况。

6. 准备用物：胎头吸引器 1 个、50 mL 注射器 1 个、止血钳 1 把，治疗巾 2 块、无菌纱布 4 块、氧气、新生儿吸引器 1 台、一次性吸引管 1 根、吸氧面罩 1 个、抢救药品、基础注射盘等。

7. 解释、安慰产妇:①向产妇介绍吸引器助产的目的、方法,鼓励产妇配合;②护士及其丈夫陪在床边安慰、指导产妇配合医务人员完成分娩。

8. 产妇准备:①产妇取膀胱截石位;②导尿排空膀胱,常规消毒、铺巾;③做阴道检查,了解宫颈扩张程度和胎儿下降程度;④宫口开全后,未破膜者,应先行破膜后行会阴侧切术。

9. 放置胎头吸引器:①吸引器上涂好润滑油;②左手示、中指撑开阴道后壁;③右手持涂好润滑油的吸引器,沿阴道后壁送入;④以左手示、中指掌面往外拨开右侧阴道壁,使开口端侧缘滑入阴道内;⑤手指向上撑起阴道前壁,使胎头吸引器从前壁进入;⑥以右手示、中指撑起左侧阴道壁,整个胎头吸引器滑入阴道内,使边缘与胎头贴紧(图 10-1);⑦以右手示指沿吸引器检查一周(了解吸引器是否紧贴胎儿头皮,有无阴道壁及宫颈组织夹于吸引器及胎头之间);⑧检查无误后,调整吸引器横柄,使之与胎头矢状缝方向一致,作为旋转胎头的标记(图 10-2)。

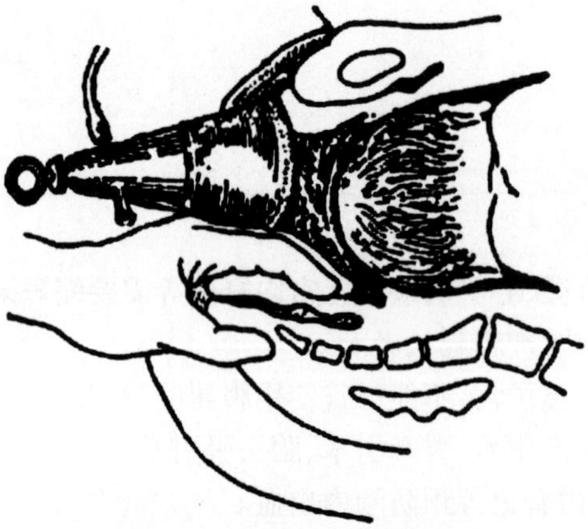

图 10-1　放置胎头吸引器

10. 抽吸空气:①用注射器抽出吸引器内空气 150 ~ 180 mL,使吸引器内变成负压,负压达 280 ~ 350 mmHg;②用血管钳夹住橡皮连接管,等候 2 ~ 3 min,使吸引器与胎头吸牢(图 10-3)。

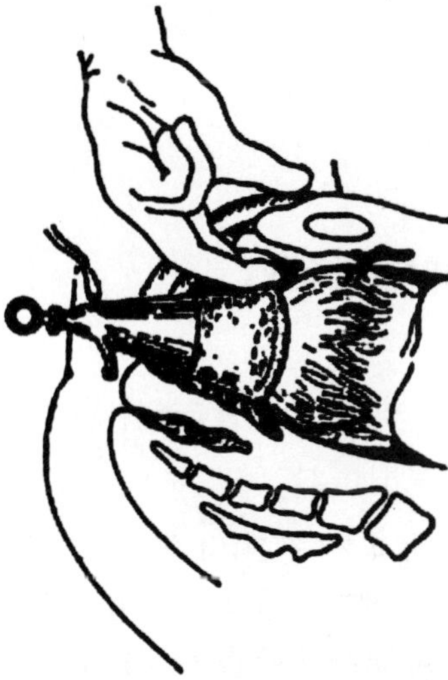

图 10-2　检查吸引器附着位置

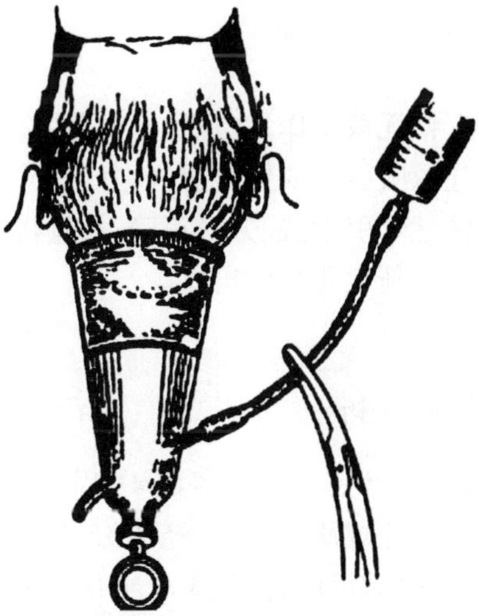

图 10-3　抽吸空气形成负压

11. 牵引：①如为枕前位，待宫缩屏气时，顺骨盆轴方向，按正常胎头娩出机制牵引，即先往下牵引保持胎头俯屈；②当胎头枕部抵达耻骨联合下缘时，吸引器逐渐向上牵引，使胎头逐渐仰伸娩出（图 10-4）；③待双顶径娩出时，解除负压，取下吸引器；④在胎头娩出过程中注意保护会阴。

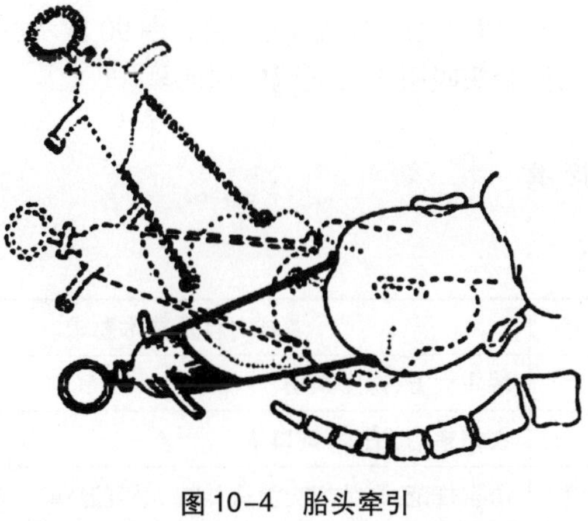

图 10-4　胎头牵引

12. 护理产妇：①定时观察宫缩，避免发生产后出血；②提供高热量、易消化、富含维生素及微量元素的饮食；③注意休息，使其消除疲劳，恢复体力。

13. 整理用物：①整理用物；②浸泡消毒并清洗消毒器械。

14. 洗手、记录。

注意事项

1. 严格无菌操作,注意胎心变化。
2. 注意吸引器放置要避开囟门。
3. 注意牵引手法、方向正确,力量得当,在宫缩时缓慢牵拉。
4. 预防新生儿颅内出血。

案例分析

小丽,32 岁,经产妇,妊娠 41 周。因"阵发性腹痛 4 h"于 2014 年 5 月 5 日入院待产。平素月经规律,末次月经 2013 年 7 月 22 日,预产期为 2014 年 4 月 29 日。无恶心、呕吐等早孕反应;停经 4 个半月自觉胎动至今;定期产前检查未见异常。4 h 前出现阵发性腹痛,持续 45 s,间歇 3 ~ 4 min。

查体:T 36 ℃,P 85 次/min,R 18 次/min,BP 120/90 mmHg,心肺听诊无异常。产科检查:宫高 33 cm,腹围 98 cm,枕左前位,已入盆,胎心率 146 次/min,有规律宫缩,持续 40 ~ 50 s,间歇 3 ~ 4 min;阴道检查:宫口开大 3 cm,S-1,胎膜已破。骨盆外测量:髂棘间径 25 cm,髂脊间径 28 cm,骶耻外径 19.5 cm,坐骨结节间径 9 cm。

入院后产程进展缓慢,8 h 后宫口开全,S+2,枕左前位,宫缩弱,经加强宫缩,指导产妇用力 1 h 后,胎儿电子监护仪显示胎心率 100 次/min,经处理胎心未见好转,羊水黄绿色,再次阴道检查,宫口开全,S+3,枕左前,胎心率 90 次/min。

请问:作为助产士,行胎头吸引术合适吗?如何操作?

考核评分标准

项目总分	项目内容	考核内容及技术要求	分值
素质要求(6 分)	仪表	端庄大方、态度亲切	2
	着装	衣帽整洁,洗手,戴口罩	2
	沟通交流	语言规范,与孕妇交流有礼貌、语言温和	2
操作前准备(16 分)	环境	评估环境,温度 26 ~ 28 ℃,湿度 50% ~ 60%(口述)	1
	用物	火菌产包一个,侧切包一个,尢菌手套一双	1
		另备:胎头吸引器一个,橡皮连接管一根(均经高压灭菌处理过)	1
		功能良好的电动负压吸引机 1 台	2

续表

项目总分	项目内容	考核内容及技术要求	分值
操作前准备（16分）	助产士	修剪指甲，洗手（七步洗手法）、戴口罩	2
	产妇	核对产妇，评估产妇身体状况、宫缩情况、羊水情况及应用腹压的方法，评估胎心率、宫口扩张程度及胎先露下降情况（口述适宜条件）	3
		解释操作目的，做好心理护理，以取得积极配合并同意签字	2
		协助产妇取膀胱截石位，充分暴露外阴，注意保暖	2
		按自然分娩铺好无菌巾（口述）	2
操作步骤（70分）	助产士位置	站在产妇两腿之间	1
	再次评估手术条件	做阴道检查明确宫口是否齐全、胎方位情况、先露高低，是否需要会阴侧切，评估有无手术条件（口述）	4
	放置胎头吸引器	检查胎头吸引器并在罩杯边缘涂无菌液状石蜡	4
		撑开阴道后壁，将罩杯下缘向下压，沿阴道后壁送入到胎头顶骨，注意避开囟门	5
		检查罩杯周围确认无宫颈、阴道组织夹在其中	5
		调整吸引器横柄，使之与矢状缝方向一致	4
	形成负压	连接注射器缓慢抽气，抽出150～180 mL空气或预先开动电动吸引器，调节负压达280～350 mmHg，再连接	8
		血管钳夹紧橡皮连管，等待2～3 min	2
	牵引吸引器娩出胎儿	试牵引，了解有无漏气	2
		配合宫缩牵引，牵引手法、方向正确，力量得当	10
		牵引过程中保护会阴，观察胎心变化	2
		接触负压时机把握准确、方法正确（口述）	3
		按分娩机制娩出胎儿并常规处理	3
	胎盘胎膜娩出	准确判断胎盘娩出的征象	2
		协助胎盘娩出方法正确	2
		检查胎盘胎膜方法正确	2
	缝合会阴	按顺序检查软产道情况，并按要求及时缝合会阴裂伤及侧切伤口	4
	产后护理	协助产妇取舒适体位休息，在产房观察2 h，进行健康教育（口述）	4
		记录、整理清晰、有序	2
		报告操作结束	1

续表

项目总分	项目内容	考核内容及技术要求	分值
综合评价（8 分）	程序正确，动作规范，操作熟练		6
	态度和蔼，语言恰当，体现人文关怀		2
总分			100
得分			

思考与练习

（一）填空题

1. 胎头吸引术是将________置于胎头上，形成一定负压吸住________，通过牵引协助________娩出的手术。

2. 胎头吸引术的必备条件包括________、________、________、________。

3. 无论胎头吸引术还是产钳术，放置时均应确认无________及________夹于器械与胎头之间，否则需重新放置。

（二）选择题

1. 胎头吸引术吸引时间最长不超过（　　）

A. 5 min　　B. 10 min
C. 15 min　　D. 20 min
E. 30 min

2. 胎头吸引术的适应证是（　　）

A. 头盆不称　　B. 枕横位或枕后位
C. 软产道异常　　D. 前置胎盘
E. 臀位

3. 行胎头吸引术吸引器的负压一般为（　　）

A. 50 ~ 100 mmHg　　B. 100 ~ 150 mmHg
C. 150 ~ 180 mmHg　　D. 200 ~ 250 mmHg
E. 200 ~ 300 mmHg

4. 胎头吸引术和产钳术均适用于（　　）

A. 早产儿　　B. 头盆不称
C. 胎膜未破　　D. 初产妇
E. 产妇有合并症，需缩短第二产程

参考答案：

1. C　2. B　3. C　4. E

（三）简答题

列出胎头吸引术的必备条件。

（周筱鑫　范冬莲）

实训十一

产钳(低位)助产术

目的

用产钳牵引,协助胎儿娩出。

相关知识

(一)适应证

1. 同胎头吸引术。
2. 胎头吸引术失败者。
3. 臀位分娩后,胎头娩出困难者。

(二)禁忌证

1. 胎儿不能或不宜经阴道分娩者,如骨盆异常、头盆不称、阴道畸形或尿瘘修补术后。
2. 宫口未开全,胎头先露达阴道口者。
3. 胎位不正,额先露及面先露者。

(三)操作程序

1. 素质要求(着装、仪表、态度)。
2. 知情同意

(1)向产妇或家属说明此操作的性质,母、婴可能发生的并发症,如阴道损伤、胎儿头皮损伤等。

(2)与产妇或家属签知情同意书。

3. 评估

(1)骨盆是否正常,有无头盆不称、阴道畸形、后尿道修补术后。

(2)宫口情况,如是否开全,胎先露的位置等。

(3)胎儿情况,有无胎位不正、额先露或面先露。

4. 消毒双手,更手术衣、帽,戴口罩。
5. 产妇准备:接产状况。

6. 准备用物：产钳。

7. 解释、安慰产妇：①向产妇介绍产钳助产的目的、方法、鼓励产妇配合；②护士及其丈夫陪在产床旁安慰，指导产妇配合医护人员完成分娩。

8. 产妇准备：①产妇取膀胱截石位；②导尿排空膀胱，常规消毒、铺巾；③做阴道检查，了解宫颈扩张程度、双顶径位置，未破膜者，先行破膜；④如为初产妇宜先行会阴侧切术。

9. 放置左叶

(1)以右手掌面4指伸入阴道后壁和胎头之间。

(2)左手持左叶钳柄，使钳叶垂直，凹面朝前(图11-1)，将左叶沿手掌面伸入胎头与阴道之间(图11-2)。

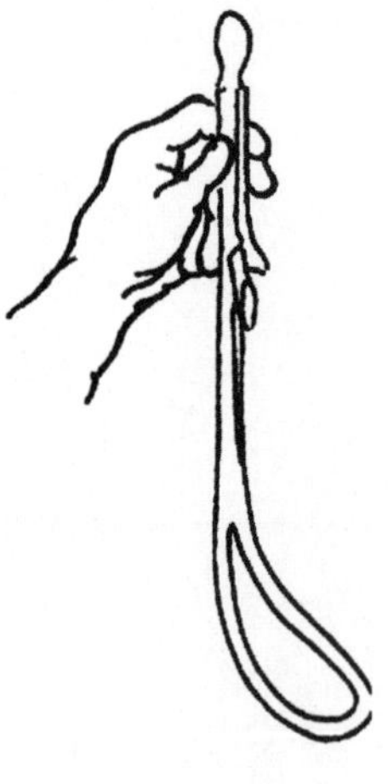

图11-1　凹面向前

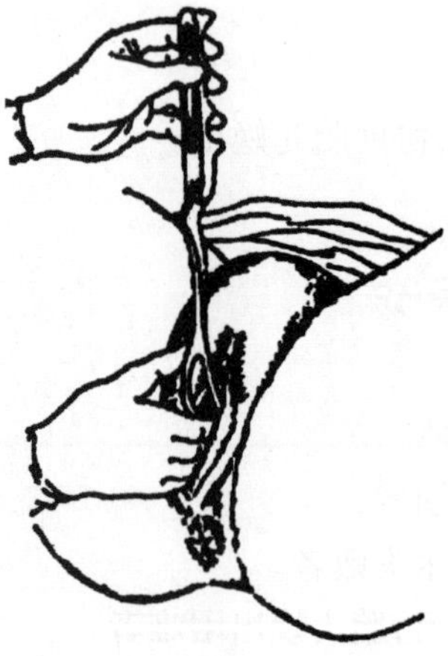

图11-2　放置左叶产钳

(3)在右手引导下将钳叶缓缓向胎头左侧及深部推进，钳柄向下并稍向逆时针方向旋转，将钳叶置于胎头左侧颞部(钳叶与钳柄处于同一水平面上)，由助手将钳叶固定。

10. 放置右叶：①术者右手持右叶钳柄，左手四指伸入阴道后壁与胎头之间(图11-3)。②引导右叶产钳至胎头右侧，达左叶产钳对应位置(图11-4)。

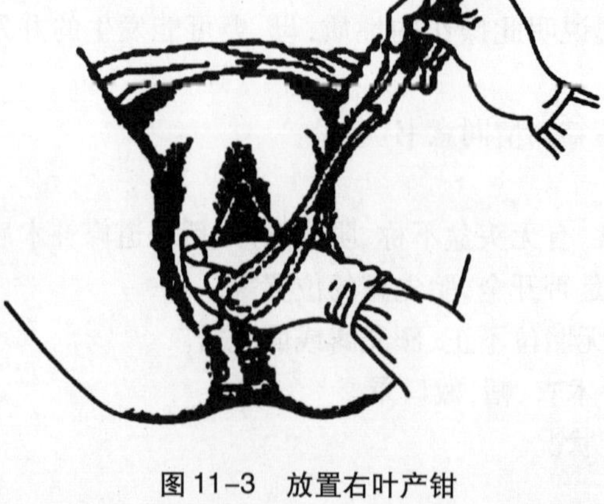

图11-3　放置右叶产钳

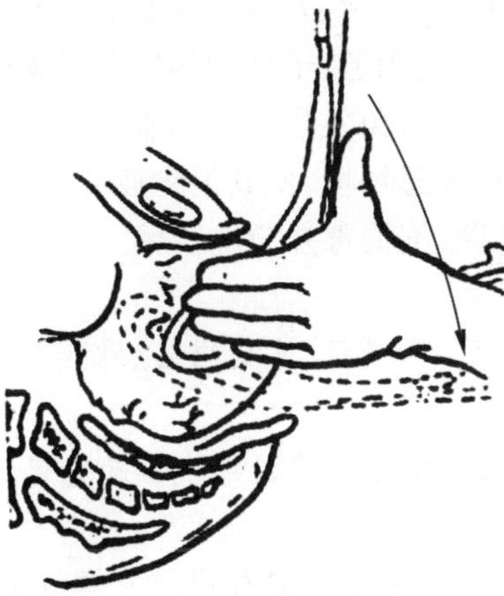

图 11-4　引导右叶产钳至胎头右侧

11. 合拢产钳:①两钳平行(一般情况下,右叶在上,左叶在下),扣合锁扣,钳柄对合;②如扣合困难,应取出产钳,再次检查胎方位后另行放置。

12. 检查:①阴道检查(产钳扣合后),了解钳叶与胎头之间有无阴道或脐带夹入;②两钳叶应分别置于胎儿两耳上,胎头矢状缝应在两钳叶正中。

13. 试牵:①术者右手握钳柄,左手掌固定在右手背上;②用左手示指抵于胎头先露部,向下轻轻试牵(图 11-5)。

14. 牵拉:①宫缩时,术者握住钳柄先向外,稍向下,协助胎头俯屈,然后再平行牵拉;②当胎头枕骨结节越过耻骨弓下方时,逐渐将钳柄上提,使胎头仰伸娩出(图 11-6);③注意保护会阴。

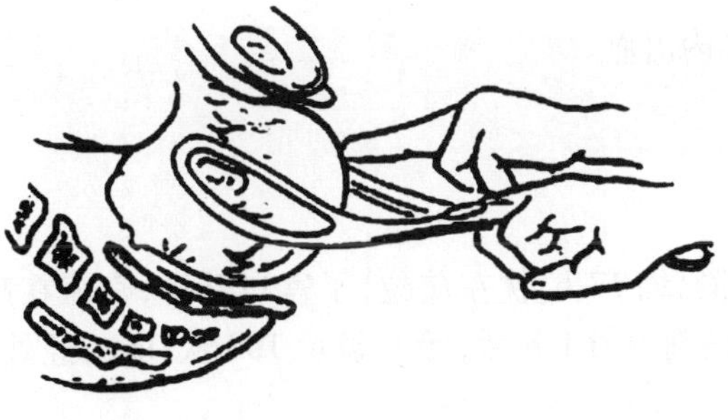

图 11-5　试牵

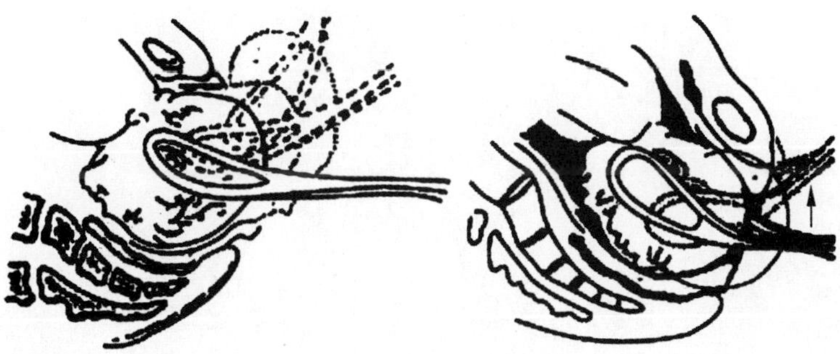

图 11-6　胎头仰伸娩出

15. 取下产钳:①当胎头双顶径被牵出后,以右手握住钳柄,按放置产钳的相反顺序取出右叶及左叶产钳;②检查会阴、阴道、子宫颈等处有无撕裂,侧切伤口有无上延。

16. 护理产妇:①定时观察宫缩,避免发生产后出血;②提供高热量、易消化、富含维生素及微量元素的饮食;③提供休息环境,使其消除疲劳,恢复体力。

17. 整理用物:①整理用物;②浸泡消毒并清洗器械。

18. 洗手、记录。

附:臀位后出头产钳术(适应证、禁忌证、术前准备、麻醉与体位同低位产钳术)

1. 做较大会阴切开术。

2. 暴露术野:由助手将胎体向前提起或用治疗巾协助兜起,暴露会阴,并迅速做内诊检查,查清胎头与产道的情况。

3. 置左叶产钳:右手示、中指深入胎头右侧与阴道左侧壁之间,左手持左叶产钳,沿右手示指轻轻将钳叶插入胎头右侧与阴道左侧壁之间,使钳叶置于胎头右侧顶颞部。

4. 同法置右叶产钳与左叶产钳相对应位置。

5. 合拢及牵引产钳:合拢钳柄,助手继续向前向下提起胎体,另一手保护会阴,术者向下向外牵拉胎头,当胎头枕骨结节牵至耻骨弓下方时,再向前牵引胎头,使胎头按颏、颜面及前额部相继自会阴部娩出。

注意事项

1. 分清产钳的左、右叶,正确握持。

2. 随时注意胎心变化,牵拉用力、均匀,配合宫缩,缓慢牵拉,保护会阴,防止软产道裂伤。

3. 预防新生儿颅内出血。

案例分析

小梅,29 岁,规律宫缩 17 h,枕左前位,子宫口开全,宫缩在高峰时子宫不硬。经加强宫缩,指导产妇正确用力 1 h 后,胎心显示 100 次/min,经处理胎心未见好转,胎心显示 95 次/min。

小梅得知胎儿缺氧,需要手术助产,她非常紧张,小刘作为责任助产士,此时该如何处理?

考核评分标准

项目总分	项目内容	考核内容及技术要求	分值
素质要求（6分）	仪表	端庄大方、态度亲切	2
	着装	衣帽整洁，洗手，戴口罩	2
	沟通交流	语言规范，与产妇交流有礼貌、语言温和	2
操作前准备（16分）	环境	安静舒适、光线适宜、关闭门窗、温度 24～26 ℃、湿度 50%～60%（口述） 关闭门窗或屏风、隔帘遮挡（口述） 相关人员在场（口述）	6
	用物	备物齐全：产钳、产包、会阴切开缝合包、新生儿复苏抢救相关用物	2
	产妇	核对产妇，评估产妇身体状况、宫缩情况、羊水情况及应用腹压的方法，评估胎心率、宫口扩张程度及胎先露下降情况（口述适宜条件）	4
		解释操作的目的，做好心理护理，以取得积极配合并同意签字	4
		协助产妇取膀胱截石位，充分暴露外阴，注意保暖	
操作步骤（70分）	助产士位置	站在产妇两腿之间	2
	再次评估手术条件	做阴道检查明确宫口是否开全，胎方位情况、先露高低，是否需要会阴侧切，评估有无手术条件（口述）	2
	术前准备工作	按自然分娩外阴消毒、铺好无菌巾（口述）	6
		正确导尿	
		完成会阴阻滞麻醉与会阴切开	
	产钳牵拉胎儿	检查产钳并涂润滑剂	2
		正确放置产钳：先放左叶，后放右叶，两叶顺利扣合	6
		检查产钳与胎头之间确认无软组织、脐带	5
		牵拉产钳前听胎心音一次	5
		宫缩时牵拉产钳，牵拉方向、力度正确	5
		保护会阴手法正确，勤听胎心音	8
		取下产钳时机正确，先取右叶，再取左叶	5
		按正常分娩机制娩出胎儿并处理	2

续表

项目总分	项目内容	考核内容及技术要求	分值
操作步骤（70分）	胎盘、胎膜娩出	准确判断胎盘娩出的征象	3
		协助胎盘娩出方法正确	2
		检查胎盘胎膜方法正确	
	缝合会阴	按顺序仔细检查软产道情况	2
		按要求及时缝合会阴裂伤及侧切伤口	
	产后护理	协助产妇取舒适体位休息，在产房观察 2 h，进行健康教育（口述）	5
		记录、整理清晰、有序	5
		报告操作结束	5
综合评价（8分）	顺序正确，动作规范，操作熟练		4
	沟通有效，充分体现人文关怀		4
总分			100
得分			

思考与练习

选择题

1. 临床中常见的产钳术是（　　）

A. 低位产钳术　　B. 高位产钳术

C. 胎头吸引术　　D. 剖宫产术

E. 中位产钳术

2. 产钳术和胎头吸引术均适用于（　　）

A. 早产儿　　B. 头盆不称

C. 胎膜未破　　D. 初产妇

E. 产妇有合并症，需缩短第二产程

参考答案：

1. A　2. E

（周筱鑫　梁　静）

实训十二

臀位助产术

目的

胎儿为臀先露,由人工协助娩出。

相关知识

(一)适应证

1. 产妇一般情况良好。
2. 产力及胎心正常。
3. 胎儿已自然娩出至脐轮。

(二)禁忌证

1. 骨盆异常者,如扁平骨盆、畸形等。
2. 胎儿过大者,估计胎儿体重超过3 500 g者。
3. 宫口未开全者。

(三)操作程序

1. 素质要求(着装、仪表、态度)。

2. 评估:①产妇一般情况、产力及胎心是否正常;②骨盆情况,如有无畸形、扁平骨盆等;③胎儿发育情况,如有无巨大胎儿;④分娩进展,胎儿娩出情况,是否已到脐轮。

3. 消毒双手,更手术衣、帽,戴口罩。

4. 准备用物

(1)产包:内有弯盘1个、血管钳2把、巾钳4把、小镊子1把、持针器1把、缝合针3个(三角针1个,圆针大、中号各1个)。

(2)侧切简单包:双层大布包1块、臀单1块、无菌手术衣2件、裤腿2个、治疗巾4块、脐带卷1个。

(3)抢救新生儿用物:吸引器1台、一次性吸引管1根、氧气、吸氧面罩1个、抢救药品、新生儿保暖用品。

(4)0.5%复合碘溶液、基础注射盘。

5. 产妇准备:①接产状况;②初产妇导尿。

6. 解释、安慰产妇

(1)向产妇介绍助产的目的、方法,鼓励产妇配合。

(2)护士及丈夫陪在产床旁安慰,指导产妇采取正确的应对方式,配合医护人员顺利分娩。

7. 产妇准备:①产妇取截石位;②常规消毒、铺巾;③做阴道检查,了解产道有无畸形,宫颈是否开全,臀位的类型,先露部下降的情况。

8. 压迫堵臀:①消毒外阴;②用无菌治疗巾覆盖外阴;③压迫法,术者将手放在治疗巾外面,每次宫缩时,堵在阴道口,堵挡胎足,充分扩张阴道,任其自然娩出至胎儿脐部,然后人工牵引协助娩出(图 12-1);④初产妇可行会阴切开。

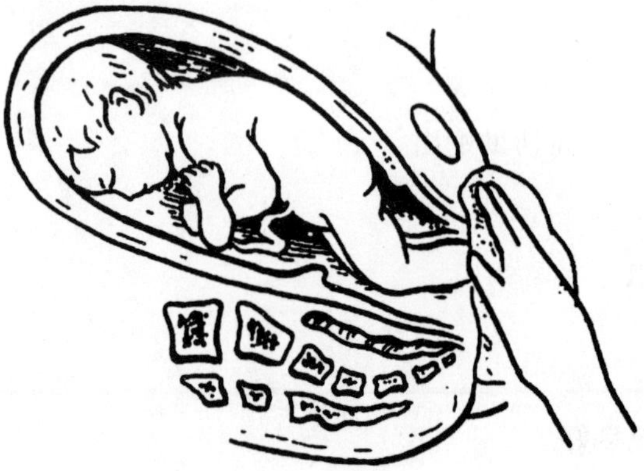

图 12-1　压迫堵臀

9. 腿直臀位:扶着法,用于腿直臀位。当胎臀娩出至阴道口,宫口已开全,保护会阴,使胎儿自然娩出胎臀(图 12-2)。

10. 胎背转向前上方:①当胎臀娩出阴道口后;②两手拇指放在胎儿两大腿上,其余 4 指放在胎儿骶部;③握住胎儿,伴随胎臀的自然娩出将胎背转向前上方(图 12-3);④以适应双肩径通过骨盆上口横径(图 12-4)。

11. 手转胎背:①术者将两手适当上移,并将胎儿两腿及胎体一并握住,以防两壁上举;②当胎肩通过骨盆上口时,逐渐将胎背转向母体侧方,骶左前转向左,反之则向右(图 12-5);③使胎肩通过中骨盆前后径,胎头通过骨盆横径(图 12-6)。

12. 胎肩娩出:握住并向后压胎体,使胎儿前肩及前上肢在耻骨联合下方娩出(图 12-7)。

13. 娩出胎体、胎头

(1)随即前提胎体,使肩及后臂自会阴前缘娩出。

(2)最后将胎背转向前上方,牵出胎头(图 12-8)。

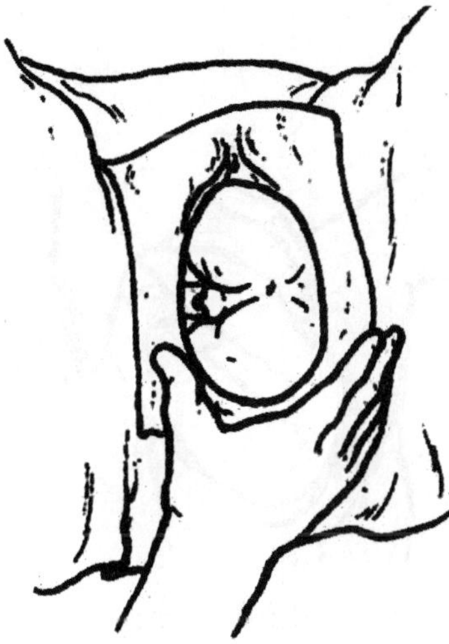

图 12-2　扶着法

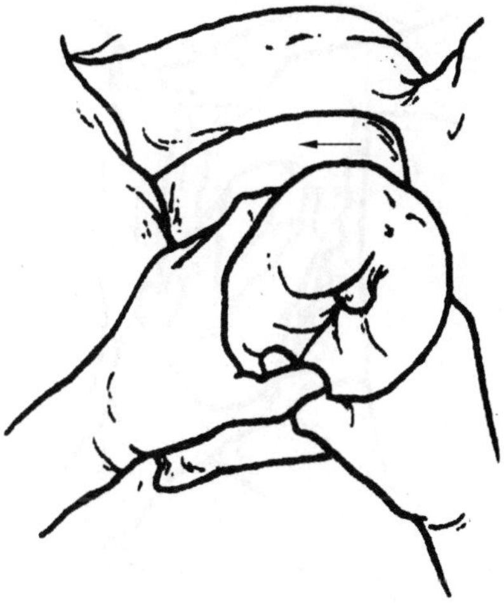

图 12-3　胎背转向前上方

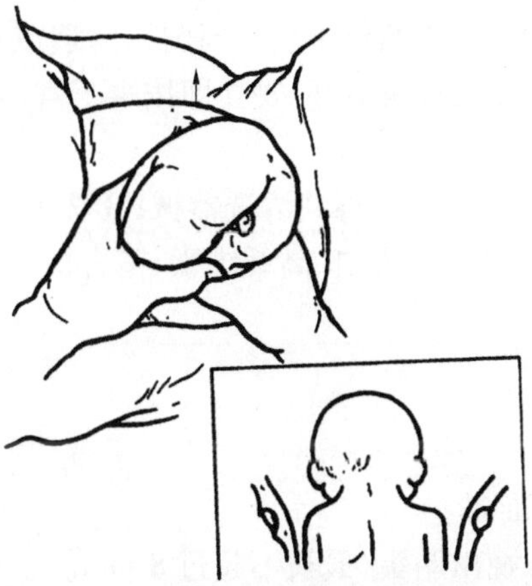

图 12-4　以适应双肩径通过骨盆入口横径

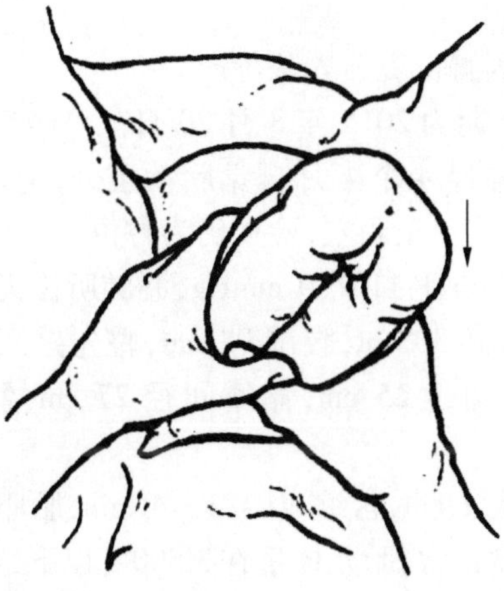

图 12-5　手转胎背

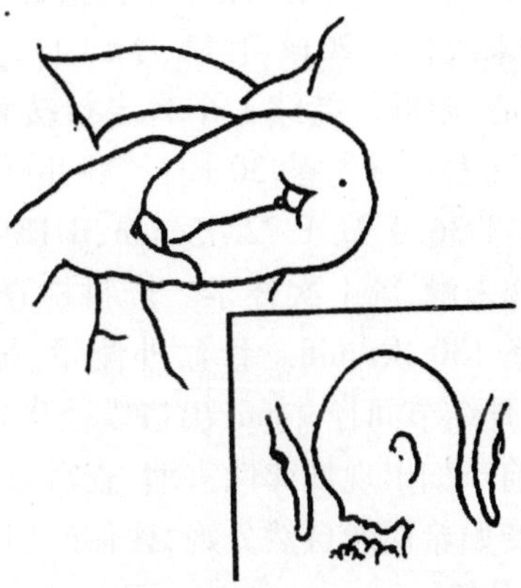

图 12-6　胎肩、胎头通过骨盆

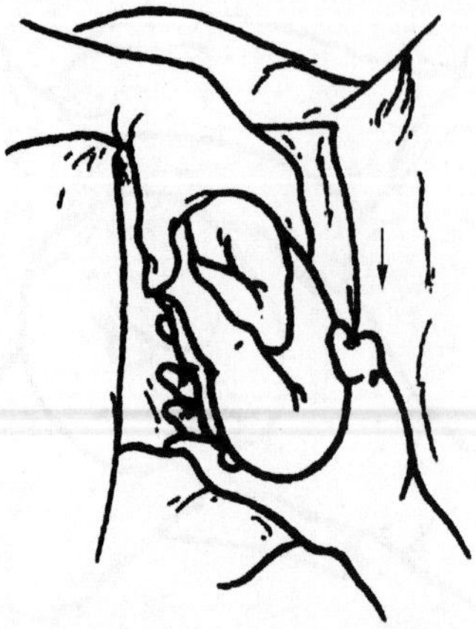

图 12-7　胎肩娩出

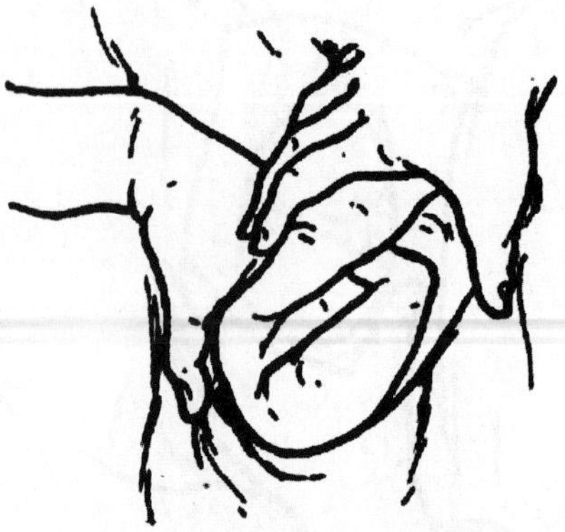

图 12-8　娩出胎体、胎头

14. 观察出血

(1)密切观察产后出血(由于胎位不正,产程长,易造成宫缩乏力,致产后出血)。

(2)定时观察宫缩情况,如宫缩不好,要立即按摩子宫,刺激收缩。

(3)遵医嘱用缩宫素。

15. 整理:①整理用物;②浸泡消毒并清洗器械;③洗手。

16. 饮食护理:提供高热量、高蛋白、高纤维素、富含微量元素的食物。

注意事项

1. 做好新生儿复苏术准备。

2. 脐部娩出 2 ~ 3 min 娩出胎头,最长不超过 8 min。

3. 检查有无新生儿产伤、骨折、宫颈撕裂。

案例分析

小丽,28 岁,G_1P_0,妊娠 38 周,骶右前,因臀位提前入院待产。

产妇末次月经 2014 年 11 月 13 日,预产期为 2015 年 8 月 20 日。停经后 40 d 出现晨起恶心、呕吐。持续 1 个月自行缓解,停经 4 个半月自觉胎动至今,定期产前检查,孕 28 周发现臀先露,30 周行膝胸卧位加艾灸至阴穴,检查仍为臀位。

查体:T 36.0 ℃、P 72 次/min、R 18 次/min、P 110/70 mmHg,心肺听诊无异常,腹膨隆,肝脾未触,第 1 次怀孕。产科检查:宫高 30 cm,腹围 98 cm,臀先露入盆,骶右前,胎心率 130 次/min。骨盆外测量:髂棘间径 25 cm,髂嵴间径 27 cm,骶耻外径 20 cm,坐骨结节间径 9 cm,出口横径 9.0 cm。

4 h 前产妇出现规律性宫缩,查宫口开大 1 cm,宫缩 40 s/3 ~ 4 min,胎心好,臀先露 S=0,产妇希望能自然分娩,评估产妇骨盆正常,胎儿体重在 3 500 g 以下,可行臀位助娩阴道分娩。

考核评分标准

项目总分	项目内容	考核内容及技术要求	分值
素质要求（6分）	仪表	端庄大方、态度亲切	2
	着装	衣帽整洁，洗手，戴口罩	2
	沟通交流	语言规范，与产妇交流有礼貌、语言温和	2
操作前准备（16分）	环境	评估环境，温度26～28 ℃，湿度50%～60%（口述） 关闭门窗或屏风、隔帘遮挡（口述）	4
	用物	灭菌产包一个（同正常分娩）、灭菌侧切包一个、新生儿复苏器械一套	4
	产妇	解释检查的目的及配合要求	4
		排空膀胱，协助产妇取膀胱截石位，暴露腹部，双腿屈曲稍分开，放松腹肌	4
操作步骤（70分）	再次评估手术条件	做阴道检查明确宫口是否开全，胎方位情况、先露高低，是否需要会阴侧切，评估有无手术条件（口述）	2
	术前准备工作	按自然分娩外阴消毒、铺好无菌巾（口述）	2
		正确导尿	4
		初产妇可完成会阴阻滞麻醉与会阴切开	4
	臀位助产	当胎臀在阴道口拨露时，用一无菌巾堵住外阴口	2
		每5～10 min听胎心一次	2
		直至手掌感到压力相当大，阴道及宫颈充分扩张	2
		产科铺巾：同正常分娩助产	5
		宫缩时，协助胎臀自然娩出至脐部	5
		扶着法：用于腿直臀位。当胎臀娩出至阴道口，宫口已开全，保护会阴，使胎儿自然娩出胎臀，当胎臀娩出阴道口后，两手拇指放在胎儿两大腿上，其余4指放在胎儿骶部，握住胎儿，伴随胎臀的自然娩出将胎背转向前上方，以适应双肩径通过骨盆上口横径	8
		手转胎背：术者将两手适当上移，并将胎儿两腿及胎体一并握住，以防两臂上举。当胎肩通过骨盆上口后，逐渐将胎背转向母体侧方；骶左前转向左，反之则向右。使胎肩通过中骨盆前后径，胎头通过骨盆横径	5

续表

项目总分	项目内容	考核内容及技术要求	分值
操作步骤（70分）	臀位助产	胎肩娩出：当胎肩握住并后压胎体，使胎儿前肩及前上肢在耻骨联合下方娩出	4
		胎头娩出：前提胎体，使肩及后臂自会阴前缘娩出，最后将胎背转向前上方，牵出胎头（脐部娩出后 2 ~ 3 min 娩出胎头，最多不能超过 8 min）	10
		断脐：同正常分娩助产	3
		新生儿处理：同正常分娩助产（若 Apgar 评分≤7 分，行新生儿复苏术）	2
		协助胎盘娩出并检查胎盘	2
		检查软产道并行会阴切开缝合术	2
	整理记录	协助产妇取舒适体位休息，在产房观察 2 h，进行健康教育	2
		记录、整理清晰、有序	2
		报告操作结束	2
综合评价（8分）	顺序正确，动作规范，操作熟练		4
	沟通有效，充分体现人文关怀		4
总分			100
得分			

思考与练习

（一）填空题

1. 臀位助产时，脐部娩出后应于________min 内结束分娩，以免脐带受压而致死。

2. 臀位上肢助产的方法有________、________。

（二）选择题

1. 臀位行助产术后，胎盘娩出后阴道有持续较多色鲜红血液流出，能自凝，原因是（　　）

A. 宫缩乏力　　B. 脐带脱垂
C. 软产道损伤　　D. 胎盘早剥
E. 忽略性肩先露

2. 臀位分娩时，当脐部娩出后，一般应在多久时间内结束分娩（　　）

A. 8 min 内　　B. 8 ~ 10 min
C. 10 ~ 15 min　　D. 15 ~ 20 min

E. 20 ~ 30 min

3. 臀位阴道分娩时，在产程中处理正确的是　　(　　)

A. 鼓励产妇下床活动，加速产程

B. 宫口开大 3 cm 前给予肥皂水灌肠

C. 一旦破膜应立即听胎心音

D. 破膜后若发生脐带脱垂应立即行脐带还纳术

E. 宫口开全后应继续堵外阴

参考答案：

1. C　2. A　3. C

(三) 简答题

什么是臀位阴道助产术？

(周筱鑫　范冬莲)

实训十三
臀位牵引术

目的

熟悉臀位牵引术的操作方法。

相关知识

(一)适应证

1. 臀先露,第二产程延长者。

2. 臀先露第二产程胎儿出现宫内窘迫者。

3. 横位行内倒转术后,宫口已全开者。

4. 产妇不宜在第二产程屏气用力。

(二)操作程序

1. 评估:骨盆是否正常,宫颈的扩张程度,胎心率,是否破膜及胎位。

2. “堵”阴道口:将一无菌治疗巾垫在右手掌心,术者的手堵住阴道口。防止胎足脱出,同时也可促使软产道扩张。

3. 查宫口已开全,在宫缩时,行会阴左斜切开 4 cm。

4. 牵出双足:术者一手握住胎儿足踝部。宫缩时,向下牵拉出下肢并使足跟朝向母体侧方,为臀部娩出做准备(图 13-1)。

(1)若是混合臀先露,胎臀与胎足一起降至阴道口。则不堵阴道口,直接牵拉胎臀。

(2)若是单臀先露。术者一手伸入阴道钩住前腹股沟,向下牵拉,遇阻力较大时,另一手握住阴道内手的腕部以加大力量。若钩不到前腹股沟,需全麻下,伸手至宫腔。将前臀的大腿稍向外展,使示指、中指尖达腘窝,按压膝后肌腱,膝关节屈曲,小腿即可下降。两指夹住胎足向下牵出下肢(图 13-2)。

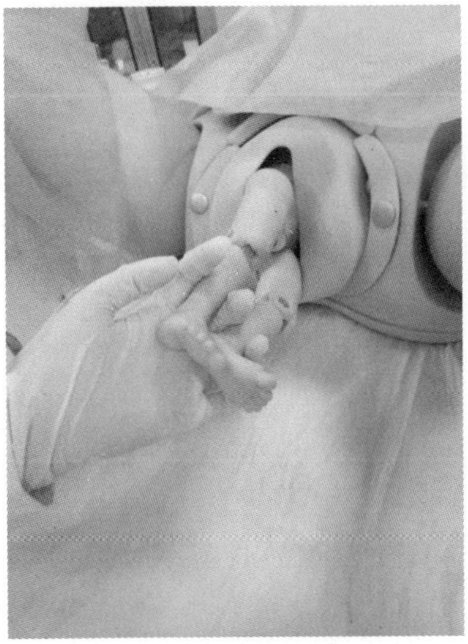

图 13-1　牵拉双足

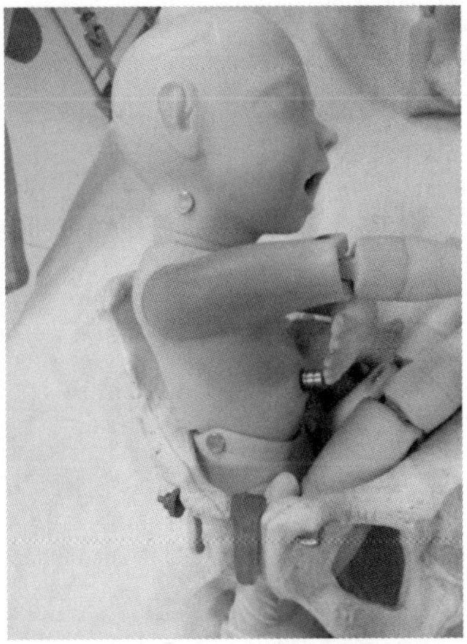

图 13-2　钩腹股沟

5. 牵出胎体：两下肢娩出后，当前臀露出阴道口时，用消毒巾包裹胎臀并旋转，使胎背向上。术者双手置于两髋部继续向下牵拉，直至见到一侧腋窝（图 13-3、图 13-4）。

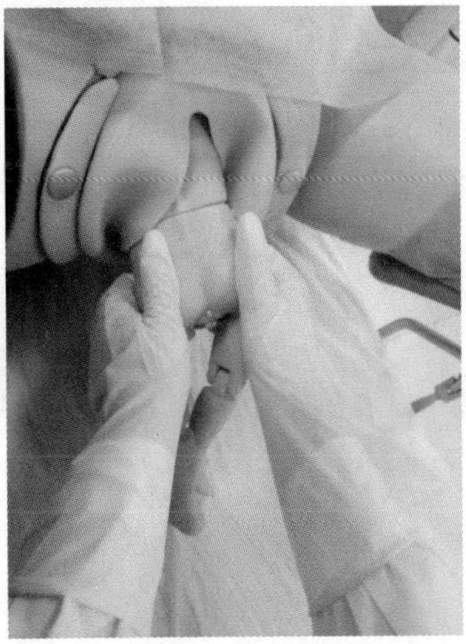

图 13-3　娩胎臀

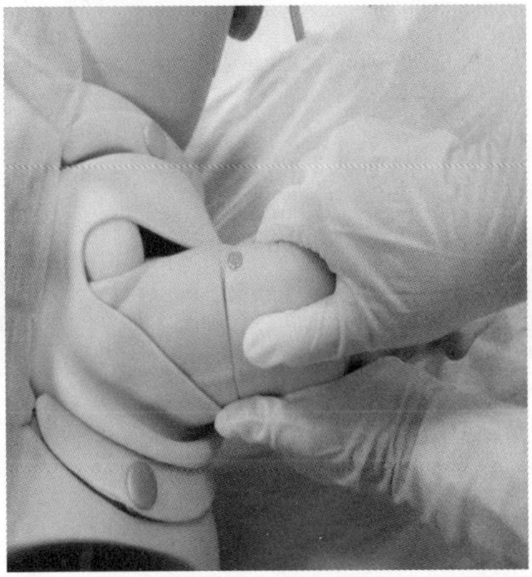

图 13-4　见腋窝

6. 娩出胎肩及上肢：用旋转法或滑脱法娩出胎肩。使双肩径位于骨盆出口前后径上（图 13-5 ~ 图 13-7），详见臀位助产术。

7. 胎头的娩出方法同臀位助产术（图 13-8）。

8. 检查母儿产伤情况。

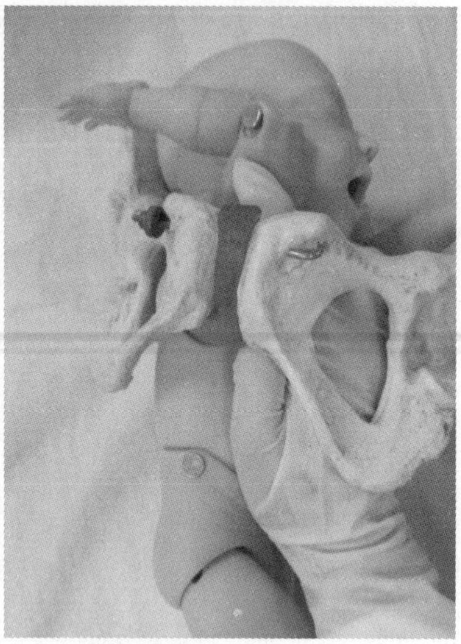
图 13-5　娩出上肢

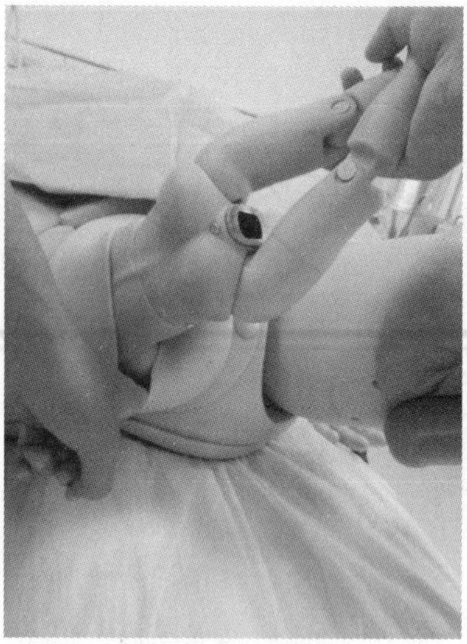
图 13-6　娩后肩

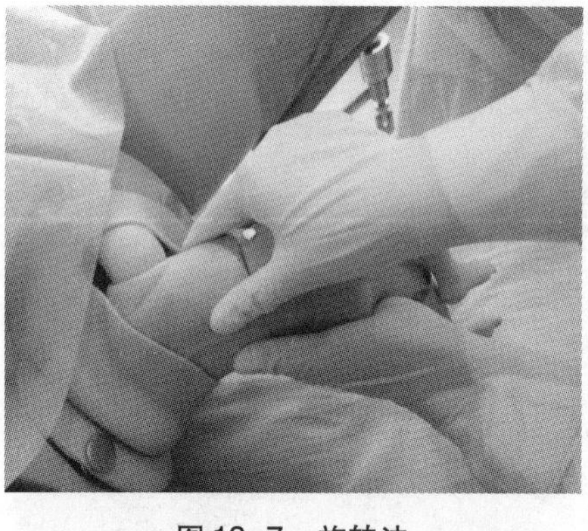
图 13-7　旋转法

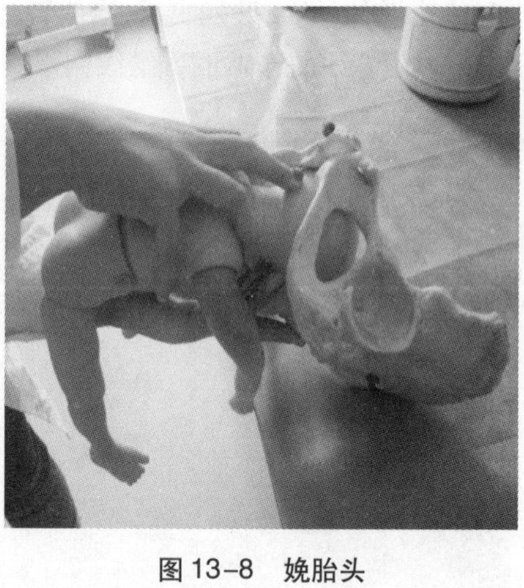
图 13-8　娩胎头

注意事项

1. 术前应充分考虑适应证和条件，权衡利弊。估计有困难时，应及早行剖宫产。

2. 臀、肩、头依次按分娩机制进行，牵拉时用力均匀，减少母儿不必要的损伤。脐部娩出后，8 min 内娩出胎儿。以防胎儿因窒息而死亡。

案例分析

产妇小花，26 岁，G_2P_1，以"阴道流出血性液体 1 h"为主诉入院。查体，宫高 32 cm，腹围 98 cm。胎心率 146 次/min，宫缩已发动。B 超提示：足先露。骨盆外测量无异常发现。阴道检查：宫口开大 4 cm，胎膜已破。转产房，消毒外阴，铺巾，准备接生。见一胎足达阴道口。手堵外阴半小时，发现胎心率减慢。经吸氧 2 min 后，查胎心率为 102 次/min。

分析：经产妇，不完全臀先露，宫口已开全。胎儿重约 3 136 g，胎心率 102 次/min，宫缩尚可，骨盆无异常。应采用哪种合适的分娩方式？

考核评分标准

项目总分	项目内容	考核内容及技术要求	分值
素质要求（6 分）	仪表	端庄大方、态度亲切	2
	着装	衣帽整洁，洗手，戴口罩	2
	沟通交流	语言规范，与孕妇交流有礼貌、语言温和	2
操作前准备（8 分）	环境	评估模拟产房环境：温度 26～28 ℃，湿度 50%～60%（口述） 关闭门窗或屏风、隔帘遮挡（口述）	2
	用物	助产模型，胎儿模型	2
	助产士准备	解释检查的目的及配合要求	2
		产科洗手，消毒会阴 打开一次性产包，戴无菌手套，穿接生衣	2
操作步骤（80 分）	评估病情	经产妇，双足先露，骨盆无异常，胎儿重 3 136 g	2
	堵外阴	用治疗巾覆盖外阴，堵住阴道口胎足。宫缩时手掌用力，防止胎足脱出	4
	阴道内检查	一手伸入阴道触摸宫颈边缘消失。此时，宫口已开全	4
	娩出下肢及臀	用纱布包裹双足，向后下方牵拉出下肢并使足跟朝向母体侧方	2
		单纯臀先露时，一手伸入阴道钩住前腹股沟，向下牵拉出下肢	6
		当前臀露出阴道口时，稍向前牵引，则胎臀娩出	5
	躯干的娩出	双手握住两髋骨，继续向下牵拉并使胎背逐渐转向侧方	5
		脐轮露出后，将脐带拉出一段。直至肩胛下角达阴道口	5

续表

项目总分	项目内容	考核内容及技术要求	分值
操作步骤（80分）	肩及上肢的娩出	旋转法：双手扶住躯干，逆时针旋转，娩出前肩。再顺时针旋转娩出后肩	5
		滑脱法：一手抓住胎儿双足，另一手伸入阴道，沿上臂滑至肘关节。钩住肘窝，向下用力，以洗脸式娩出前臂。交换左右手，将胎足及躯体上提，露出腋窝。另一手用同样方法娩出后肩及上肢	8
	头的娩出	将胎背转至水平位，让胎儿骑跨在左前臂上，中指伸入胎儿口钩住下齿槽。右手置于胎儿后颈，示指、无名指钩住两锁骨，中指压在胎头枕部。两手协力使胎头俯屈、下降	8
		枕骨结节降至耻骨弓下时，将胎体上提，娩出面部	5
	检查母儿	查母体软产道裂伤情况	3
		查新生儿有无产伤	3
	整理记录	协助产妇整理衣物，盖上被子保暖。留产房观察 2 h	5
		洗手，记录	2
		进行健康教育	5
	注意事项	脐至头娩出不超过 8 min	3
综合评价（6分）	顺序正确，动作规范，操作熟练		3
	沟通有效，充分体现人文关怀		3
总分			100
得分			

思考与练习

1. 臀先露的分类不包括（　　）

A. 完全性臀先露　　B. 腿直先露

C. 足先露　　D. 膝先露

E. 踝先露

2. 最常见的异常胎方位是（　　）

A. 头先露　　B. 臀先露

C. 肩先露　　D. 持续性枕后位

E. 面先露

3. 臀先露对母儿的危害不包括（　　）

A. 胎膜早破　　B. 胎儿窘迫

C. 新生儿产伤　　D. 母亲软产道损伤
E. 宫缩过强

4. 哪种臀先露对母儿的危害最小(　　)
A. 单臀先露　　B. 混合性臀先露
C. 不完全性臀先露　　D. 完全性臀先露
E. 足先露

5. 臀先露在孕期的护理要点是(　　)
A. 发现后立即矫正　　B. 列为高危妊娠,加强产前检查
C. 做好剖宫产准备　　D. 增加营养,减少活动
E. 每日一次吸氧

6. 孕期纠正臀位的方法是(　　)
A. 外倒转术　　B. 刺激至阴穴
C. 膝胸卧位　　D. 膝胸卧位+至阴穴
E. 内倒转术

7. 臀位分娩期的护理要点是(　　)
A. 做好剖宫产的术前准备
B. 阴道分娩者,第一产程静脉滴注缩宫素加强宫缩
C. 第二产程,上产钳
D. 见胎足就牵拉,协助胎儿娩出
E. 臀娩出后 10 min 胎头娩出

8. 臀位肛查时,臀与面、手与足的鉴别要点不包括(　　)
A. 两骨之间有孔为臀
B. 两骨连线上、下有孔为面
C. 肢体末端呈直线为足
D. 胎肢体末端呈弧形是手
E. 手指伸入孔内有紧缩感为口

参考答案:

1. E　2. B　3. E　4. A　5. B　6. B　7. A　8. E

(时瑞霞)

实训十四

人工破膜术

目的

①说出人工破膜术的条件;②掌握人工破膜术的操作。

相关知识

人为地刺破胎膜,使前羊水流出,先露部下降压迫宫颈。可促进宫颈扩张,诱发宫缩,加快产程进展。是缩短第一产程的有效方法。

(一)适应证

用于羊水过多,边缘性前置胎盘,胎盘早期剥离,宫缩乏力所致产程进展缓慢。无头盆不称,宫颈条件好能经阴道分娩者。

(二)操作程序

1. 评估:羊水量、胎盘位置、产力、宫颈情况等。
2. 准备用物:弯盘 1 个、16 cm 弯有齿钳 1 把、9 号长针头 1 个、无菌手套 1 副。
3. 携用物至床旁,嘱产妇取膀胱截石位。消毒外阴及阴道。
4. 左手戴手套,示指、中指进入阴道,查宫口开大 4 cm,触及前羊水囊,无条索状物,无血管搏动。助手在腹部听胎心率 146 次/min。
5. 右手持长有齿血钳,在阴道内两指间钳夹住前羊膜囊。在宫缩间歇期钳破胎膜。
6. 也可右手示、中指夹持 9 号长针头,其余三指弯曲。触及前羊水囊后,手指稍后退露出针尖,在宫缩间歇期向前推,刺破胎膜有羊水流出。
7. 羊水过多时,可先用示指沿宫壁向上分离胎膜,再刺破。称高位破膜。若羊水流出过快,可用手堵宫口,通过手指的开合控制羊水流速。若羊水流出不畅,可上推胎头,羊水随即流出。
8. 记录破膜时间,观察羊水的颜色、性状和量。听胎心音。
9. 整理用物,洗手,记录。

注意事项

1. 破膜后手不要急于从阴道内抽出，以便了解有无脐带脱垂，防止羊水流出过快。
2. 胎头未衔接者，禁止下床活动。
3. 一般破膜后 1 ~2 h 内即可有宫缩，2 h 仍无宫缩，应加用缩宫素。
4. 破膜 12 h 尚未分娩者，应用抗生素预防感染。

案例分析

23 岁初产妇，孕 39 周，以“阵发性腹痛 6 h”为主诉入院。妊娠早期早孕反应一般，停经 4 个半月感知胎动至今。定期产检无异常发现。

查体：T 36.3 ℃，P 85 次/min，R 21 次/min，BP 110/70 mmHg，心肺听诊无异常。产科检查：宫高 33 cm，腹围 100 cm，LOA，已入盆，胎心率 147 次/min。宫缩 30 s/(4 ~5) min。肛查：宫口开大 4 cm，S+2，胎膜未破，骨盆外测量正常。

分析：初产妇临产 6 h，进入活跃期，因宫缩弱而进展慢。需要人工破膜加强宫缩。

考核评分标准

项目总分	项目内容	考核内容及技术要求	分值
素质要求（6 分）	仪表	端庄大方、态度亲切	2
	着装	衣帽整洁，洗手，戴口罩	2
	沟通交流	语言规范，与孕妇交流有礼貌、语言温和	2
操作前准备（8 分）	环境	评估环境，温度 26 ~28 ℃，湿度 50% ~60%（口述） 关闭门窗或屏风、隔帘遮挡（口述）	4
	用物	备齐上述用物。摆放有序	4
操作步骤（76 分）	核对	核对床号，产妇姓名	2
	助产士	解释操作的目的及配合要求	4
	产妇	臀下铺无菌巾，协助产妇取膀胱截石位	4
	破膜前	戴无菌手套，常规消毒外阴、阴道	10
		阴道检查：宫口开大 4 cm，触及前羊水囊，无条索状物，无血管搏动	8
		助手在腹部听胎心率 147 次/min	2

续表

项目总分	项目内容	考核内容及技术要求	分值
操作步骤(76分)	破膜中	右手持长有齿血钳,左手示指、中指在阴道内做引导,在两指间钳夹住前羊膜囊。在宫缩间歇期钳破胎膜	8
		右手示、中指夹持9号长针头,其余三指弯曲。触及前羊水囊后,手指稍后退露出针尖,在宫缩间歇期向前推,刺破胎膜	8
		示指沿宫壁向上分离胎膜,再刺破。称高位破膜。若羊水流出过快,可用手堵宫口,通过手指的开合控制羊水流速	8
	破膜后	确认并记录破膜时间	3
		观察羊水的颜色、性状和量	4
		听胎心音	3
	整理记录	协助孕妇整理衣物	2
		整理用物,洗手,记录	5
		进行健康教育	5
综合评价(10分)	顺序正确,动作规范,操作熟练		6
	沟通有效,充分体现人文关怀		4
总分			100
得分			

思考与练习

1. 胎膜的组成不包括(　　)

A. 叶状绒毛膜　　B. 平滑绒毛膜

C. 包蜕膜　　D. 壁蜕膜

E. 羊膜

2. 羊水的描述正确的是(　　)

A. 孕14周来自母血

B. 妊娠中晚期主要是胎儿尿液

C. 羊水量随孕周增加而增加

D. 羊水呈碱性

E. 羊水含毛发、上皮细胞、激素等有形成分

3. 羊水对胎儿的作用为(　　)

A. 保持羊膜腔恒温　　B. 缓冲外力

C. 传导宫缩压力　　D. 防止胎体粘连

E. 扩张宫颈

4. 正常破膜时间发生在(　　)

A. 临产前　　B. 第一产程

C. 宫口近开全时　　D. 宫口开大 4 cm

E. 宫缩最强时

5. 人工破膜的目的是(　　)

A. 放羊水,观察其性状　　B. 缩短第一产程

C. 加强宫缩　　D. 缓解羊水过多的症状

E. 减少产道摩擦力

6. 人工破膜的禁忌证有(　　)

A. 头盆相称　　B. 脐带假结

C. 臀位　　D. 脐带先露

E. 初产妇

7. 下列人工破膜描述不正确的是(　　)

A. 人工破膜在宫缩时进行

B. 胎头入盆后抽出手指

C. 破膜后立即听胎心音

D. 破膜后 12 h 胎儿未娩出要预防感染

E. 术后 1 ~ 2 h 宫缩没加强需加用缩宫素

8. 人工破膜后的护理不恰当的是(　　)

A. 记录破膜时间、观察羊水性状

B. 绝对卧床休息,禁止下床活动

C. 注意观察有无宫缩的出现

D. 做接生准备

E. 听胎心音

参考答案:

1. A　2. D　3. E　4. C　5. B　6. D　7. A　8. B

(时瑞霞)

实训十五

子宫复旧的护理

目的

①学会测量宫高，评估子宫复旧的情况；②掌握按摩子宫的手法。

相关知识

子宫复旧是产后妊娠子宫逐渐恢复至非孕状态的过程。表现为子宫体肌纤维的缩复，内膜的脱落、再生修复，以及宫颈的复原。

（一）适应证

产后妇女。

（二）操作程序

1. 评估产妇的精神状态、饮食、二便。乳汁分泌情况。
2. 协助产妇取膀胱截石位，臀下垫一次性垫巾，暴露下腹部及会阴。
3. 触摸子宫底高度，观察阴道口恶露的量、色、味及性状。
4. 若子宫复旧不良，实施子宫按摩并使用缩宫素。

（1）腹壁按摩子宫法：一手置于产妇腹部，拇指在子宫前壁，其余 4 指在子宫后壁，均匀而有节律地按摩子宫（图 15-1）。

（2）腹部-阴道双手按摩法：一手置于产妇腹部，另外一手经阴道放置在宫颈部并向前向上推举（图 15-2）。

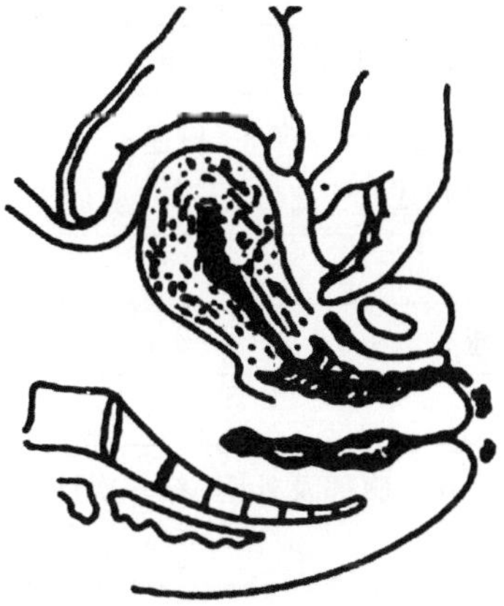

图 15-1　腹部按摩子宫法

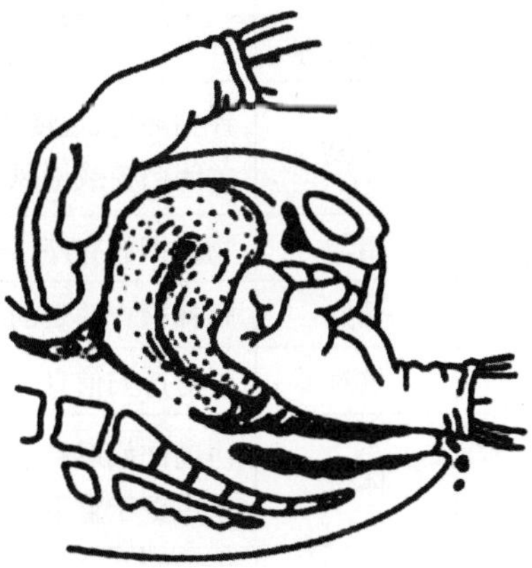

图 15-2　腹部-阴道双手按摩法

5. 协助产妇穿好衣服,整理床单位。

6. 健康指导:告知产妇及时排空膀胱有利于子宫复旧。产后实施母乳喂养,可反射性地引起子宫收缩,促进子宫复旧。

注意事项

1. 检查前排空膀胱。
2. 先按摩子宫,再量宫高。
3. 每日同一时间检查宫底高度。

案例分析

赵女士,28 岁,足月,因臀位剖宫产一男婴第 3 天。镇痛泵、尿管均已撤除。嘱其下床在室内走走。今日主任大查房,该怎样介绍产妇子宫复归及恶露情况?

考核评分标准

项目总分	项目内容	考核内容及技术要求	分值
素质要求(9 分)	仪表	端庄大方、态度亲切	2
	着装	衣帽整洁,洗手,戴口罩	2
	沟通交流	语言规范,与孕妇交流有礼貌、语言温和	5

续表

项目总分	项目内容	考核内容及技术要求	分值
操作前准备（12分）	环境	评估环境,温度26~28 ℃,湿度50% ~60%(口述) 关闭门窗或屏风、隔帘遮挡(口述)	4
	用物	物品摆放有序	4
	孕妇	解释检查的目的及配合要求	4
操作步骤（75分）	核对	核对产妇信息	4
	体位	协助产妇取膀胱截石位,暴露下腹部及外阴,将一次性垫巾置于臀下	10
	评估	戴一次性手套,触摸宫底高度,轻轻按压,评估宫缩情况。同时,观察阴道出血量,有无气味	15
	按摩	腹壁按摩子宫法:一手置于产妇腹部,拇指在子宫前壁,其余4指在子宫后壁,均匀而有节律地按摩子宫	15
		腹部-阴道双手按摩法:一手置于产妇腹部,另外一手经阴道放置在宫颈部并向前向上推举	15
	效果评价	子宫变硬,轮廓清晰	5
	整理记录	撤去一次性垫巾、脱去手套	2
		协助产妇穿好衣服,整理床单位	2
		洗手,记录	1
	注意事项	保护产妇隐私,注意保暖	2
		操作敏捷,细心,准确	2
		动作轻柔,注意观察产妇的反应	2
综合评价（4分）	顺序正确,动作规范,操作熟练		2
	沟通有效,充分体现人文关怀		2
总分			100
得分			

思考与练习

1. 子宫缩小的速度哪项正确(　　)

A. 产后宫底每天下降2~3 cm　　B. 产后第1天宫底平脐

C. 产后第7天降入盆腔　　D. 第4周恢复正常大小

E. 产后第6周50~70 g

2. 产后子宫颈内口闭合的时间是产后(　　)

A. 3 d　　B. 4~6 d

C. 7 ~ 10 d　　D. 14 d

E. 20 d

3. 产后恶露描述不正确的是(　　)

A. 血性恶露内含大量的血液　　B. 血性恶露持续 1 个月

C. 浆液性恶露含有细菌　　D. 浆液性恶露持续 1 周

E. 白色恶露含有大量白细胞

4. 初产妇,26 岁,足月顺产后 4 周。恶露量多,混浊,有臭味。考虑(　　)

A. 正常浆液性恶露　　B. 正常白色恶露

C. 子宫复旧不佳　　D. 宫腔感染

E. 体质虚弱

5. 关于子宫复旧的描述正确的是(　　)

A. 它是子宫体肌纤维缩复和内膜再生

B. 它不是肌细胞缩小,而是其数目的减少

C. 是子宫恢复到非妊娠状态的简称

D. 子宫复旧大约需要 4 周

E. 宫颈外口不能恢复原来形状

6. 子宫复旧是否正常,主要观察(　　)

A. 宫底下降速度　　B. 恶露的演变

C. 宫缩痛程度　　D. 恶露的气味

E. 有无尿潴留

7. 预防产后子宫复旧不良的措施不包括(　　)

A. 早日下床活动　　B. 实施母乳喂养

C. 内服活血化瘀的中药　　D. 刺激乳头

E. 做产后保健操

8. 子宫复旧不良的简单有效护理是(　　)

A. 及时排空膀胱　　B. 按摩子宫

C. 用缩宫素　　D. 清宫

E. 加强会阴护理

参考答案:

1. E　2. C　3. B　4. D　5. E　6. A　7. C　8. B

(许明华　王新科)

实训十六

母乳喂养

目的

①宣传母乳喂养的优点;②正确指导产妇实施母乳喂养。

相关知识

(一)母乳喂养的优点

(1)母乳喂养经济、方便。新鲜无污染。

(2)婴儿的吸吮可刺激垂体后叶素分泌缩宫素和生乳素,促进乳汁早分泌、产后子宫复原,减少产后出血。

(3)使乳腺管通畅,避免乳房胀痛,预防乳腺炎的发生,减少患乳腺癌、卵巢肿瘤的可能性。

(4)增进母子感情,连续哺乳6个月以上可消耗孕期储备的脂肪,有利于乳母体型恢复至孕前状态。

(二)母乳喂养的禁忌

(1)乳母感染HIV。

(2)患有严重心、肝、肾疾病。

(3)急慢性传染病等不宜或暂停哺乳。

(4)患有半乳糖血症的婴儿忌母乳喂养。

(5)产后大出血,血压不稳定者。

(6)母亲服用可经乳汁排出,影响婴儿发育的药物时。

(三)操作程序

1. 用物准备　洗脸盆、毛巾、温水、乳房护理模型、温度计、肥皂、吸奶器。

2. 清洁乳房　乳母用温水洗净双手和乳房,特别是乳头上的痂垢,要先用油脂软化后再用温水清洗。

3. 喂养姿势　有坐姿、侧卧式、环抱式(剖宫产者适用),会阴侧切者取健侧卧位。

4. 哺乳指导　一手托住小儿枕部,另一手放在臀部抱起新生儿。将新生儿斜卧于怀中，使其头、肩部枕于母亲哺乳侧的肘弯部，鼻子靠近乳头。母亲另一手4指放在乳房下方托住，拇指在乳头上方协助，将乳头及大部分乳晕置于新生儿舌面上。若小儿口未开，可用乳头刺激小儿面颊、鼻子及口唇周围。以促使小儿张口觅食。

5. 吸吮　乳母可用示、中指轻夹乳晕两旁，控制乳汁流速。先吸空一侧乳房后，换另一乳房，两乳交替。

6. 滑出乳头　母亲用手下压乳房，让空气进入小儿口解除负压，乳头即可滑出。或用一手指下压儿下颏后，退出乳头。

7. 防溢乳　哺乳结束后，将婴儿竖起，头部紧靠在母亲肩部，轻拍后背1～2 min直至打嗝。排出胃内气体，以防溢乳。哺乳后婴儿取右侧卧位。

注意事项

1. 吸一乳房时，另一侧有乳汁溢出者，可使用乳垫，防止浸湿上衣。

2. 为了防止乳房下垂，哺乳后应佩戴合适的棉质乳罩。哺乳乳罩更便于产妇喂奶。

3. 尽早开奶（出生后15 min～2 h内），有利于乳汁分泌；可减轻新生儿生理性黄疸、生理性体重下降；减少低血糖的发生。

4. 每次哺乳时间不宜过长，以15～20 min为宜。

案例分析

小王，足月顺产一女婴，产妇会阴左切口外缝4针。失血约200 mL，测血压110/83 mmHg，送回病房休息。女婴重3 100 g，1 min Apgar评分9分。脐带已用气门芯套扎。查体：T 36.5 ℃，HR 130次/min，R 40次/min。心肺听诊无异常，腹软，肝脾无肿大。未发现体表畸形。植物油擦浴后包裹好送母亲身旁。

请指导产妇第一次哺乳。

考核评分标准

项目总分	项目内容	考核内容及技术要求	分值
素质要求（6分）	仪表	端庄大方、态度亲切	2
	着装	衣帽整洁，洗手，戴口罩	2
	沟通交流	语言规范，与产妇交流有礼貌、语言温和	2
操作前准备（14分）	环境	评估环境，温度26～28 ℃，湿度50%～60%（口述） 关闭门窗或屏风、隔帘遮挡（口述）	4
	用物	温开水、毛巾乳房护理模型、温度计、肥皂、吸奶器	10

续表

项目总分	项目内容	考核内容及技术要求	分值
操作步骤（76分）	核对信息	询问产妇姓名，解释操作目的	3
	评估	评估乳母的乳房情况。初产妇，产后第1天。乳房充盈，乳头无凹陷，挤压无乳汁溢出	4
	清洁乳房	协助产妇喂养前用温开水清洁乳房	2
	哺乳姿势	抱起婴儿的姿势：一手托住小儿枕部，另一手放在臀部抱起新生儿	2
		哺乳姿势：坐式是将新生儿斜卧于怀中，使其头、肩部枕于母亲哺乳侧的肘弯部，婴儿的头和身体呈一直线，婴儿身体紧贴母亲的身体，儿脸对着乳房，鼻子对着乳头	6
		卧式，夜间哺乳用	3
		环抱式，适用于剖宫产者	3
	哺乳指导	一手贴在乳房下的胸壁上，拇指轻压乳房的上部，其余4指托起乳房的底部	5
		触碰婴儿嘴唇，促其张大口，下唇对准乳房下部，下颏碰到乳房。将乳头和大部分乳晕含住	5
		含接良好的判定：小儿的下唇向外翻，嘴上方的乳晕多于下方，小儿面颊鼓起呈圆形	5
		若含接不好，可再试一次	2
	吸吮	可用示、中指轻夹乳晕两旁，控制乳汁流速，减少小儿呛奶	4
		听到吞咽声，说明吸吮有效	3
	滑出乳头	用手下压乳房，让空气进入小儿口解除负压，乳头即可滑出	4
		或用一手指下压小儿下颏后，滑出乳头	3
	排气	哺乳结束后，将婴儿竖起，头部紧靠在母亲肩部，轻拍后背1～2 min直至打嗝。排出胃内气体，以防溢奶	5
	结束	将婴儿置于床上，头偏向一侧	2
		观察小儿满足，安然入睡	2
	整理记录	协助乳母佩戴乳罩，整理上衣	4
		洗手，记录	2
		进行健康教育	3
	注意事项	两乳交替哺乳，余奶用吸奶器吸出	4

续表

项目总分	项目内容	考核内容及技术要求	分值
综合评价（4分）	顺序正确，动作规范，操作熟练		2
	沟通有效，充分体现人文关怀		2
总分			100
得分			

思考与练习

1. 预防产后乳房胀痛的措施不正确的是(　　)

A. 早吸吮　　B. 确保新生儿正确的含吸姿势

C. 坚持按时哺乳　　D. 坚持按时哺乳按需哺乳

E. 充分有效的吸吮

2. 乳汁来临的时间，哪项描述正确(　　)

A. 初产妇产后第 2 天　　B. 经产妇产后第 3 天

C. 初产妇产后第 3 天　　D. 经产妇产后第 1 天

E. 初产妇产后第 5 天

3. 乳汁的演变，哪项不正确(　　)

A. 初乳　　B. 过渡乳

C. 自然乳　　D. 成熟乳

E. 配方乳

4. 产后乳汁分泌量主要因素是(　　)

A. 乳房发育情况　　B. 新生儿吸吮刺激

C. 产妇健康状况　　D. 产妇产后营养

E. 产妇情绪

5. 哺乳时避免母亲乳头皲裂最主要的措施是(　　)

A. 让新生儿早吸吮、多吸吮乳头

B. 哺乳前消毒乳头

C. 保持新生儿恰当吸吮乳头的姿势

D. 哺乳后清洗乳头

E. 用吸奶器吸出乳汁喂给新生儿

6. 在哺乳中不正确的措施是(　　)

A. 可取坐姿或卧姿　　B. 每次哺乳不一定要吸空

C. 乳汁淤积要通知医生　　D. 乳头皲裂轻者可继续哺乳

E. 乳胀者哺乳前热敷、按摩乳房

7. 指导产妇哺乳的方法，不正确的是(　　)

A. 每隔 2 ~ 3 h 一次，每次 0.5 ~ 1 h

B. 室温高时，在两次喂哺之间加喂水分

C. 防止乳房堵住新生儿鼻孔

D. 应先吸空一侧乳房，再吸对侧

E. 哺乳后将新生儿竖抱并轻拍背部

8. 某产妇，30 岁，产后 7 d 乳房出现局部红肿、胀痛，确诊为乳腺炎，无法正常喂哺婴儿。护士讲解不能采用的回乳方式是(　　)

A. 芒硝外敷于乳房　　B. 水煎生麦芽服用

C. 服用大剂量孕激素　　D. 服用己烯雌酚

E. 口服溴隐亭

参考答案：

1. D　2. C　3. E　4. B　5. C　6. B　7. A　8. C

（时瑞霞）

实训十七

产后乳房护理

目的

①练习并掌握产后乳房护理操作;②关心产妇,给予安慰。

相关知识

(一)乳房的类型

有半球形(最好)、扁平型、圆锥形、下垂型。乳房在整个妊娠期体积增大,但没有乳汁。乳头、乳晕着色,乳晕区有米粒状突起。产后才实施泌乳功能,有乳汁分泌。

(二)适应证

产后半小时即可进行乳房护理;乳胀者,在哺乳前做乳房护理。

(三)操作要点

1. 评估产妇情况:初产妇,产后第 2 天,乳汁未下属于正常。产妇自觉乳房胀痛,可以承受。乳头凸出不明显,未见皲裂。为了减轻其不适,可做乳房护理。
2. 准备用物:脸盆、毛巾、温水、香皂、润肤油、乳房护理模型。
3. 适当遮挡产妇,请无关人员离开。协助产妇解开上衣,暴露乳房。
4. 清洁乳房:洗净双手,一手支托乳房,另一手用湿毛巾从乳头开始,由内向外擦洗整个乳房,去除乳头上的痂皮。
5. 热敷乳房:将润肤油均匀涂抹在乳房上。毛巾对折后泡入温水中,拧至不滴水后环绕包裹乳房,露出乳头。维持热度 2 ~ 3 min,促使乳腺管畅通。
6. 按摩乳房:双手拇指与 4 指分开,水平方向、左斜 45°方向、右斜 45°方向柔和按摩乳房。
7. 按摩乳腺管:从乳房基底部沿乳腺管呈螺旋状上行推压到乳晕,再直行到乳头。
8. 乳头牵拉

伸展法:两示指平行放在乳头两侧,慢慢地由乳头向两侧外方拉开,牵拉乳晕皮肤及皮下组织,使乳头向外突出。同理,做上下纵向拉开。反复多次,做满 15 min,每日 2 次。

牵拉法：用一手托住乳房，另一手的拇指、示指和中指抓住乳头向外牵拉。重复10～20次，每日2次。

9. 有条件者，也可外敷通乳散。

注意事项

尽早开奶；注意正确的哺乳姿势，减少乳头皲裂的发生；保持心情舒畅，充分休息，营养丰富，保证乳汁充足。不宜哺乳时，要及时退乳。

案例分析

李女士，26岁的初产妇。足月顺产后第二天，查房：体温37.2 ℃宫底脐下一指，红色恶露，量已明显减少，无异常气味。会阴切口无红肿，无分泌物附着。已让婴儿吸吮乳头，但是乳汁未下。现产妇感觉乳房胀痛，余无其他不适。

请帮她做乳房护理。

考核评分标准

项目总分	项目内容	考核内容及技术要求	分值
素质要求（6分）	仪表	端庄大方、态度亲切	2
	着装	衣帽整洁，洗手，戴口罩	2
	沟通交流	语言规范，与产妇交流有礼貌、语言温和	2
操作前准备（8分）	环境	评估环境，温度26～28 ℃，湿度50%～60%（口述） 关闭门窗或屏风、隔帘遮挡（口述）	2
	用物	治疗车，毛巾，温开水，吸奶器，润肤油，乳房模型	2
	产妇	携用物至床旁，核对产妇姓名	2
		解释此项护理的目的及配合要求	2
操作步骤（80分）	评估	初产妇，顺产后第二天。乳房胀痛，乳汁未下，乳头平坦	4
	清洁乳房	产妇自己操作	4
	热敷乳房	毛巾浸温水后拧干，敷于乳房上2～3 min	5
	按摩乳房	撤去毛巾，先水平方向按摩乳房	8
		再左斜45°方向按摩乳房	8
		后右斜45°方向按摩乳房	8
	按摩乳腺管	从乳房基底部沿乳腺管呈螺旋状上行推压到乳晕，再直行到乳头	8

续表

项目总分	项目内容	考核内容及技术要求	分值
操作步骤（80分）	牵拉乳头	伸展法：两示指平行放在乳头两侧，并向两侧外方拉开，牵拉乳晕皮肤及皮下组织，使乳头向外突出，做上下纵向拉开	8
		牵拉法：一手托住乳房，另一手的拇指、示指和中指抓住乳头向外牵拉	8
	按摩后护理	指导婴儿吸吮	2
		吸奶器吸出余奶	10
	整理记录	协助产妇穿好上衣，取舒适体位休息	3
		整理用物，洗手，记录	2
	注意事项	保护产妇隐私，注意保暖及产妇的反应。操作中避免刺激乳头	2
综合评价（6分）	顺序正确，动作轻柔规范，操作熟练		3
	沟通有效，充分体现人文关怀		3
总分			100
得分			

思考与练习

1. 常见的乳房异常不包括(　　)

A. 乳头平坦　　B. 乳头凹陷

C. 乳头过大　　D. 乳头皲裂

E. 乳房胀痛

2. 乳头皲裂常见的原因是(　　)

A. 先天发育畸形　　B. 哺乳方法不当

C. 清洗乳头污垢时损伤　　D. 乳头干燥

E. 不戴乳罩，衣服摩擦所致

3. 乳头皲裂的正确护理是(　　)

A. 每次哺乳后，涂抹抗生素预防感染

B. 每次哺乳后，涂抹甲紫促进伤口愈合

C. 每次哺乳后，涂抹酒精消毒

D. 每次哺乳后，涂抹少许乳汁在乳头、乳晕上

E. 每次哺乳后，清洗乳头

4. 初产妇，产后3～4 d未哺乳，因乳房血管、淋巴管极度充盈，感乳房胀痛，体温38.0 ℃，对引起发热的原因护士的解释是(　　)

A. 泌乳热　　B. 脱水热

C. 褥汗　　D. 乳腺炎

E. 产褥感染

5. 乳房胀痛的护理不正确的是(　　)

A. 产后3 d内,乳房胀痛,属于生理现象,不需要治疗

B. 产后半小时内开始哺乳,可缓解乳胀

C. 外敷生面饼缓解胀痛

D. 内服维生素 B_6

E. 哺乳前,热敷、按摩乳房

6. 乳汁不足的护理不恰当的是(　　)

A. 1周内饮食清淡,少量多餐,以汤类为主

B. 心情愉快,产妇与婴儿同步休息

C. 针刺合谷、膻中穴

D. 喝猪蹄汤

E. 内服通乳丹

7. 判断乳汁是否充足的依据不对的是(　　)

A. 小儿安静睡眠2 h以上

B. 24 h尿湿6块尿布

C. 6个月内体重每月增加600 g以上

D. 吸两三次咽一口,连续15 min

E. 大便呈绿色,粪质少并含有大量黏液

8. 退乳的方法错误的有(　　)

A. 停止哺乳,排空乳房

B. 生麦芽泡水服用

C. 口服维生素 B_6 10 mg,每日3次

D. 外敷芒硝

E. 口服大量雌激素

参考答案:

1. C　2. B　3. D　4. A　5. D　6. C　7. E　8. A

(时瑞霞)

实训十八

新生儿脐部护理

目的

①保持新生儿脐部清洁，预防脐炎等并发症发生；②观察脐部情况及新生儿全身情况。

相关知识

(一)准备

1. 操作者准备：着装整洁，洗手，戴口罩。

2. 用物准备：治疗托盘内盛外用生理盐水、3%过氧化氢溶液、皮肤消毒液、10%硝酸银溶液、棉签、弯盘。局部需要药者按医嘱备药，局部化脓者按需要备细菌培养管及消毒方纱、胶布。

3. 环境：室温24～26 ℃。

(二)操作要点

1. 将小推车推到病床前。
2. 用速干洗手液再次洗手。
3. 再次核对母亲姓名、新生儿性别、手腕带、标志牌等。
4. 测量体温并记录。
5. 打开包被，松解衣物；检查全身情况；查看尿布及臀部；松解脐带卷。
6. 查看脐带有无红肿、渗液、渗血、异常气味。
7. 用1～2根75%酒精棉签消毒脐轮及残端。
8. 如果脐带脱落后有渗出物，仍继续用75%酒精消毒脐窝，直至渗出物消失(图18-1)。

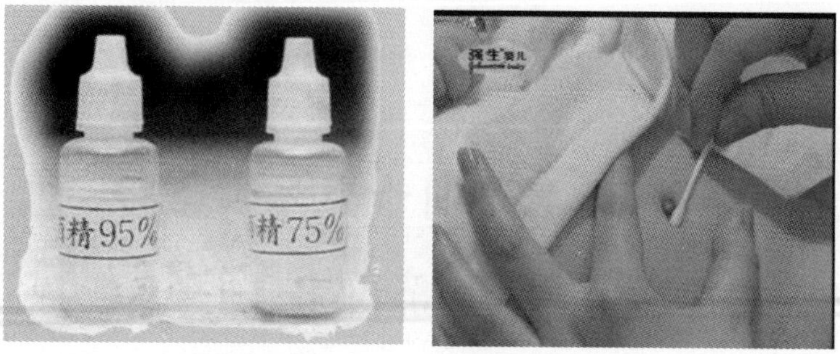

图 18-1 脐部消毒

9. 将用过的棉签放入医疗垃圾桶内，镊子放入弯盘。

10. 用无菌纱布重新包扎脐带。

11. 特殊情况下的处理

(1)脐部有脓性分泌物者，用3%的过氧化氢溶液棉签消毒脐轮及脐窝后，再用95%酒精棉签擦拭，以利于挥发，保持脐部干燥，后用75%的酒精擦拭消毒。

(2)脐带脱落后如有红色肉芽组织形成用硝酸银棒灼烧，再用生理盐水冲洗局部，促进脐部愈合。

12. 观察记录：密切观察患儿全身情况，注意有无败血症征象；观察脐部情况，有无红肿及脓性分泌物；记录异常情况。

13. 整理

(1)患儿保暖。

(2)整洁病床单位，分类处理用物。

(3)洗手。

注意事项

1. 为患儿进行脐部护理时，应当严密观察脐带有无特殊气味及脓性分泌物，发现异常及时报告医师。

2. 脐带未脱落前，勿强行剥落，结扎线如有脱落应当重新结扎。

3. 脐带应每日护理一次，直至脱落。

案例分析

小慧面对出生3 d的孩子，手忙脚乱，束手无策，不知如何给孩子护理。小芳作为责任助产士，如何进行脐部护理呢？应注意哪些方面？如该患儿脐部出现脓性分泌物或有肉芽肿那又该如何处理呢？

考核评分标准

项目总分	项目内容	考核内容及技术要求	分值
素质要求（3分）	报告内容	报告考试者学号及考试项目	1
	仪表举止	仪表端庄大方、态度认真和蔼	1
	服装服饰	服装鞋帽整洁，着装符合要求	1
操作前准备（25分）	环境	安静、光线适宜，室温24～26℃（口述）	2
	用物	备物齐全，完好无损	3
	助产士	修剪指甲，洗手（七步洗手法），戴口罩	6
	新生儿	核对母亲的姓名、床位及新生儿的性别	6
		与产妇及家属谈话沟通，介绍脐部护理方法、顺序、时间及可能出现的不适；告知脐部护理的意义，使家长愿意接受，积极配合	8
操作步骤（62分）	脐部护理前准备	将小推车推到床前	2
		用速干洗手液再次洗手	2
		再次核对母亲姓名、新生儿性别、腕带、标牌等	2
		测量体温并记录	2
	脐部护理的过程	打开包被，松解衣物；检查全身情况；查看尿布及臀部；松解脐带卷	10
		查看脐带有无红肿、渗液、渗血、异常气味	4
		用1～2根75%酒精棉签消毒脐轮及残端	8
		如果脐带脱落后有渗出物，仍继续用75%酒精消毒脐窝，直至渗出物消失（口述）	2
		将用过的棉签放入医疗垃圾，镊子放入弯盘	2
		用无菌纱布重新包扎脐带	8
		特殊情况下的处理（口述）： （1）脐部有脓性分泌物者，用3%的过氧化氢溶液棉签消毒脐轮及脐窝后，再用95%酒精棉签擦拭，以利于挥发，保持脐部干燥 （2）脐带脱落后如有红色肉芽组织形成用硝酸银棒灼烧，再用生理盐水冲洗局部，促进脐部愈合	6

续表

项目总分	项目内容	考核内容及技术要求	分值
操作步骤（62分）	操作后护理	擦其臀部，必要时涂抹护臀油	2
		垫上尿布，穿好衣裤，裹好包被	4
		记录、宣教、整理	2
		宣布操作结束	1
	操作后整理	撤去一次性垫单，按医院感染要求分类处理用物	2
		洗手（七步洗手法），记录新生儿全身情况	2
		报告操作结束	1
综合评价（10分）	程序正确，操作规范熟练		6
	态度和蔼、语言恰当、沟通有效、体现人文关怀		2
	在规定时间内完成（每超过30 s扣1分，如分值不够可以从总分中扣除） 注：计时部分为操作前准备及操作步骤		2
总分			100
得分			

思考与练习

1. 足月儿，男，生后5 d。母乳喂养。第3天食奶量明显减少，第4天皮肤出现黄染而就诊。体检：体温37.5 ℃，脐部红肿伴有脓性分泌物，诊断为新生儿脐炎。此疾病最常见的病原菌是（　　）

A. 金黄色葡萄球菌　　B. 溶血性链球菌
C. 表皮葡萄球菌　　D. 铜绿假单胞菌
E. 大肠杆菌

2. 新生儿败血症常见的产后感染途径是（　　）

A. 脐部感染　　B. 皮肤感染
C. 羊水穿刺　　D. 胎膜早破
E. 产道感染

3. 患儿，男，7 d。足月顺产，脐带残端已脱落，其肠窝内有少许渗液，为保持脐轮窝内干燥，处理脐部应选用（　　）

A. 安尔碘　　B. 75%酒精
C. 0.5%碘伏　　D. 1%甲紫
E. 3%过氧化氢

4. 患儿，女，12 d。足月顺产，2 d来吃奶少、哭声弱，半日来不吃、不动，嗜睡状。测体温37.8 ℃，全身皮肤轻度黄染，脐轮轻度红肿，脐轮窝见脓性分泌物，拟诊新生儿脐炎、败血症。进行脐部病灶处理时，以下哪项不妥（　　）

A. 先用3%过氧化氢液清洗　　B. 再用0.5%碘伏消毒

C. 从外向内环形清洗消毒　　　　D. 清洗消毒后暴露脐部

E. 最后涂抗生素软膏

5. 患儿，男，4 d。第 2 胎足月急产，在家出生，未曾到医院进行进一步处理。1 d 来吃奶减少，嗜睡，时有烦躁，全身皮肤明显黄染，体温 38.4 ℃，脐轮红肿，脐轮窝内见脓性分泌物。在以下护理诊断及医护合作性问题中，目前患儿不具备的是(　　)

A. 体温过高　　　　B 潜在并发症：败血症

C. 潜在并发症：胆红素脑病　　　　D. 营养失调：低于机体需要量

E. 低效型呼吸形态

参考答案：

1. A　2. A　3. B　4. C　5. E

(王明环　曹发同)

实训十九

新生儿沐浴

目的

①清洁皮肤,协助皮肤排泄和散热,预防皮肤感染;②促进血液循环,活动肌肉和肢体,使新生儿舒适;③了解并观察全身情况。

相关知识

(一)准备

1. 操作准备:修剪指甲,洗手。

2. 用物准备:婴儿衣物、大毛巾1条、面巾1块、洗头巾1块、浴巾1块、浴盆(内备38~40 ℃的温水)、水温计、沐浴洗发液、爽身粉。

3. 环境准备:关闭门窗,调节室温在26~28 ℃。

(二)操作步骤

1. 水温计测浴盆内水温,以38~40 ℃为宜。

2. 脱去小儿衣服,用大毛巾包裹小儿全身(保留尿布)。

3. 擦洗面部。操作者一手扶住小儿头部,另一只手用面巾轻轻地由眼内眦向外眦擦拭眼睛,更换面巾部位,同法清洗另一侧,再分别清洗两侧耳郭、外耳道,然后清洗脸(额部、鼻翼、面部、下颏)。

4. 擦洗头部。抱起小儿,用左手托住头颈部,左臂将小儿躯干挟于腋下,拇指与中指分别将小儿双耳郭折向前方,轻轻按压,堵住外耳道口,右手用水淋湿头发,再将洗发液涂于手上,洗头、颈、耳后,然后用清水冲洗并用大毛巾擦干头发。

5. 解开大毛巾,左手握住小儿左肩及腋窝处,使头颈部枕于操作者前臂,右手握住患儿左大腿,轻轻放入水中。依次洗颈上、腋下、上肢、手、胸、腹、下肢、腹股沟、会阴、肛门,随时用另一块浴巾蘸清水擦洗干净。左手始终握紧小儿,仅在清洗背腰时左右手交接患儿,使患儿头靠在操作者的右手臂上。

6. 清洗完毕,迅速将小儿依照放入水中的方法抱出,用大毛巾包裹全身并吸干水分。

7. 取下防水护脐贴,充分暴露脐部,用无菌干棉签蘸干脐部,然后用75%的酒精消毒脐带残端及脐部窝2次,用一次性护脐带包扎。

8. 在皮肤皱褶处涂婴儿爽身粉，必要时臀部涂抹护臀油。

9. 为小儿穿好衣服，整理用物。

注意事项

1. 沐浴动作要轻快，不佩戴任何饰品，避免损伤皮肤，注意保暖。

2. 避免水流入眼、耳、鼻、口腔内，避免扑粉进入眼内和呼吸道。

3. 沐浴时要注意观察皮肤情况，发现异常及时处理。

4. 如新生儿头顶部有皮脂结痂不可用力清洗，可涂液状植物油浸润，次日再予清洗。

5. 沐浴宜于母乳前后 1 h 进行，以防溢乳或呕吐。

案例分析

小敏刚生育一女，初为人母，不知如何给孩子沐浴。小芳作为主管护士，应该如何指导妈妈正确地给宝宝沐浴？宝宝不舒服时能沐浴吗？沐浴时应注意哪些方面？

考核评分标准

项目总分	项目内容	考核内容及技术要求	分值
素质要求（3 分）	报告内容	报告考试者学号及考试项目	1
	仪表举止	举止端庄大方、面带微笑	1
	服装服饰	衣帽整洁着装符合要求	1
操作前准备（20 分）	环境	安静、整洁、门窗关闭，室温 26 ~ 28 ℃，光线充足，室内保暖措施安全（口述）	2
		播放轻音乐	1
	用物	沐浴盆、一次性塑料薄膜袋	1
		沐浴盆内盛温水（38 ~ 40 ℃）	2
		助产士用手腕内侧测水温	2
	助产士	评估新生儿健康状况，产妇、家属的认知态度	2
		解释新生儿游泳的目的、适合的时间（口述）	2
		修剪指甲、洗手（七步洗手法），系上围裙	2
	新生儿	将新生儿抱至准备台上，核对新生儿信息	2
		松解衣服，检查脐部全身情况	2
		测量体温（肛温），记录体温（口述）	2

续表

项目总分	项目内容	考核内容及技术要求	分值
操作步骤（67 分）	头面部清洗	助产士用浴巾裹住新生儿全身，露出头、面部	2
		用左臂夹住新生儿身体，左手托住头部，左手大拇指和中指压住双耳郭，防止水流入耳道	5
		用毛巾从眼的内眦向外角擦拭，清洁耳部、外耳道、面部（额部、鼻翼、面部、下颏）。每擦一个部位更换毛巾	8
		水湿头部，洗发露揉搓新生儿头和耳后，再用水冲净并擦干	5
	洗全身	助产士用手腕内侧再次测水温	2
		左手握住新生儿左肩及腋窝处，头枕在左臂上，右手托住其双腿，缓慢放于沐浴盆垫上	7
		依次洗颈上、腋下、上肢、手、胸、腹、下肢、腹股沟、会阴、肛门，调转新生儿在护士右前臂，左手洗净背部	7
	盆浴后护理	洗毕，擦干	5
		暴露脐部并消毒脐带残端后包扎	5
		皮肤和臀部护理（口述）	3
		更换尿布，衣被	3
		眼、鼻、耳护理：用消毒棉签吸净外鼻孔及外耳道可能残存的水渍，双眼滴眼药水	2
		新生儿称重，保暖，观察生命体征	2
		修剪指甲，检查手腕带（口述）	2
		核对产妇与新生儿信息，将新生儿交给产妇	2
		新生儿体位安置妥当，行健康指导（口述）	2
	操作后整理	撤去一次性垫单，按医院感染要求分类处理用物	2
		洗手（七步洗手法），记录新生儿全身情况	2
		报告操作结束	1
综合评价（10 分）	程序正确，操作规范熟练，动作轻柔敏捷，贴近临床		6
	新生儿安全措施保护得当，对新生儿充满爱心，有良好的交流		2
	在规定时间内完成（每超过 30 s 扣 1 分，如分值不够可以从总分中扣除）注：计时部分为操作前准备及操作步骤		2
总分			100
得分			

思考与练习

1. 新生儿沐浴时,合适的室温是(　　)

A. 20 ~ 22 ℃　　B. 24 ~ 26 ℃

C. 26 ~ 28 ℃　　D. 28 ~ 30 ℃

E. 30 ~ 32 ℃

2. 新生儿沐浴时间应在喂奶后(　　)

A. 0.5 h　　B. 1 h

C. 1.5 h　　D. 2 h

E. 2.5 h

3. 新生儿沐浴时冬季水温适宜保持在(　　)

A. 30 ℃左右　　B. 35 ~ 38 ℃

C. 40 ℃左右　　D. 45 ℃左右

E. 38 ~ 40 ℃

4. 沐浴时的注意事项包括(　　)

A. 用力清洗婴儿头部　　B. 出生后即可沐浴

C. 沐浴前可喂奶　　D. 动作要缓慢

E. 操作者的手始终注意保护婴儿

参考答案:

1. C　2. B　3. E　4. E

(王明环　曹发同)

实训二十

新生儿抚触

目的

①促进血液循环，加速新陈代谢，增强婴儿免疫力；②增强消化功能，促进生长发育；③促进情感交流，有利于神经系统发育。

相关知识

（一）准备

1. 护士仪表符合专业规范要求。

2. 环境：室温 26～28 ℃以上，全裸护理台面温度 30 ℃以上。

3. 用物：润肤油（露）、衣服、尿不湿、大毛巾、小毛巾。

（二）操作要点

1. 评估新生儿情况。

2. 修剪指甲，摘掉饰物，洗手（七步洗手法）。

3. 铺平大浴巾于护理台上，将婴儿抱至护理台，育婴师双手勿离开宝宝。

4. 脱去宝宝衣物、处理脐部及尿不湿（有大便者擦拭干净）。

5. 新生儿抚触操作步骤：头→胸→腹部→上肢→下肢→背部→臀部，每个部位动作重复 4 次，动作连贯，力度适中，每次抚触时间为 10～15 min。

（1）头面部：两拇指指腹从眉间向两侧推；两拇指从下颌部中央向两侧以上滑行，让上下唇形成微笑状；两手掌面从前额发际向上、后滑动，并止于两耳后的乳突处并轻轻按压一下（图 20-1，图 20-2）。

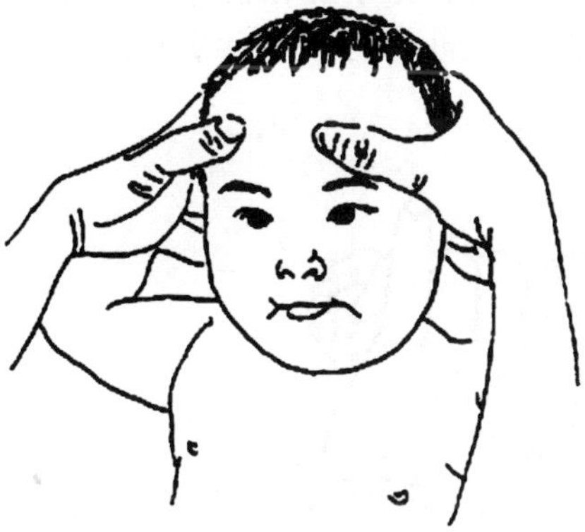

图 20-1　额头抚触法

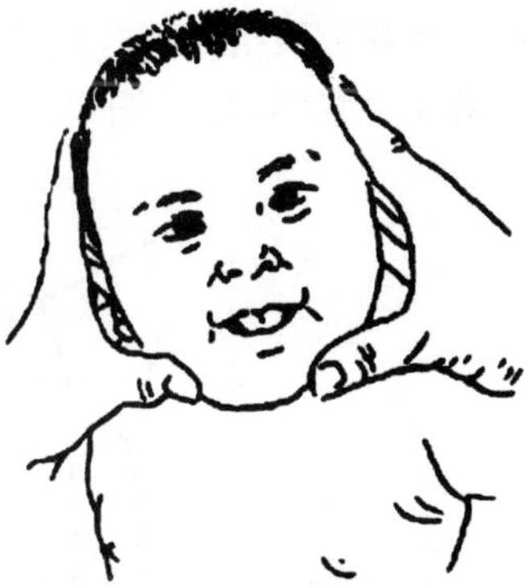

图 20-2　下颌部抚触法

(2)胸部:两手分别从胸部的外下方(两侧肋下缘)向对侧上方交叉推进,至两侧肩部,在胸部画一个大的交叉,避开宝宝的乳头(图 20-3)。

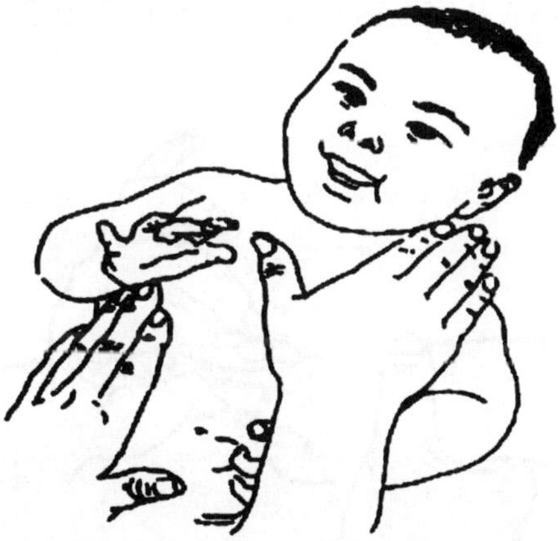

图 20-3　胸部抚触法

(3)腹部:按顺时针方向按摩,依次从宝宝的右下腹至上腹向左下腹移动,呈顺时针方向画半圆,避开宝宝的脐部。右上腹至右下腹,画出字母“I”,上腹至左下腹,画出字母“L”,右下腹→上腹→左下腹抚触,画出字母“U”(图 20-4)。

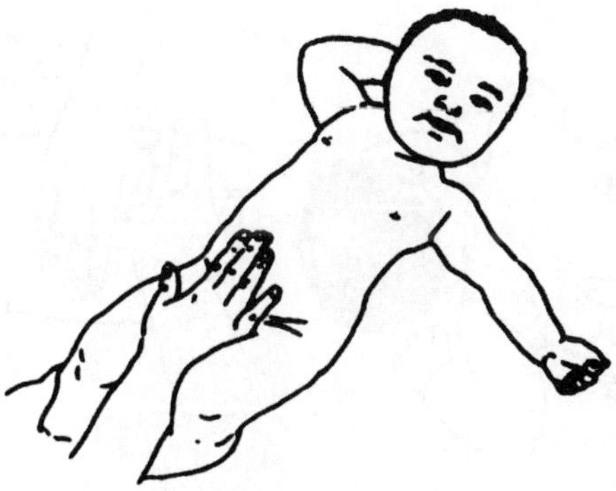

图 20-4　腹部抚触法

(4)四肢:两手交替抓住婴儿的一侧上肢从上臂至手腕轻轻滑行,在滑行的过程中从近端向远端分段挤捏。对侧及双下肢做法相同,双手夹着手臂(下肢)上下轻轻搓滚肌肉群至手腕(脚踝)(图 20-5)。

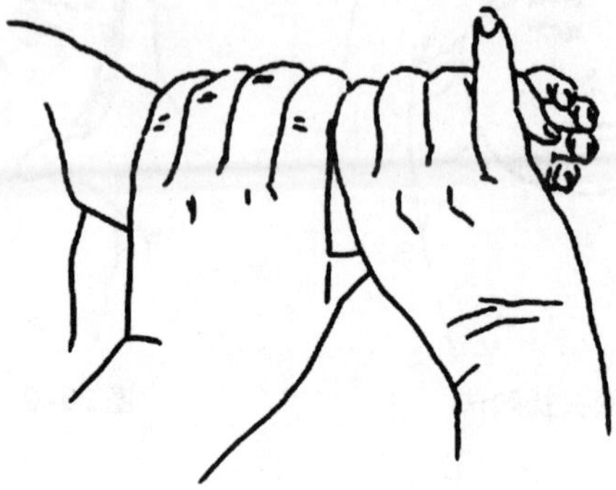

图 20-5　四肢抚触法

(5)手和足:用拇指指腹从宝宝掌面(足跟)向手指(足趾)方向推进,并抚触每根手指(足趾)。

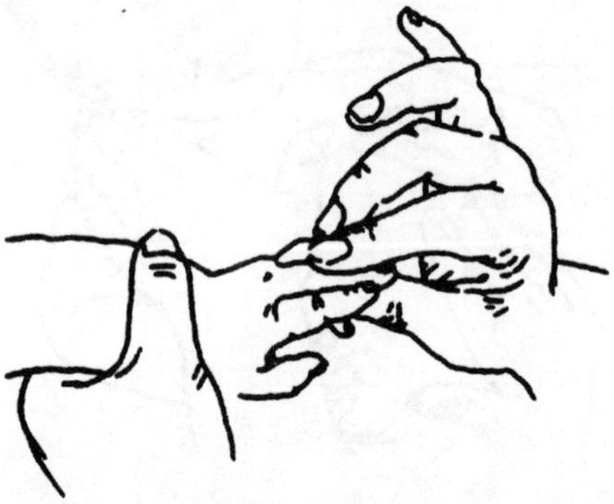

图 20-6　手足抚触法

(6)背部:以脊椎为中分线,双手分别平行放在脊柱两侧,向相反方向重复移动双手;双手掌从背部上端开始逐步向下渐至臀部;最后由头部沿脊椎摸至骶部、臀部;一手掌在臀部骶尾凹陷处顺时针按摩(图 20-7)。

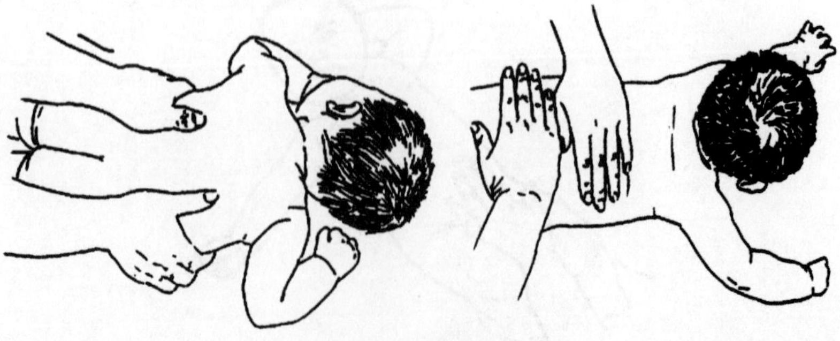

图 20-7　背部抚触法

注意事项

1. 抚触前做好环境及物品准备。
2. 防止宝宝受凉。
3. 抚触者的双手应涂抹适量的润肤油或露，防止过多而进入宝宝的眼中。
4. 抚触动作有节律、连贯、力度适中，并与宝宝进行语言和情感的沟通。
5. 观察宝宝的行为反应，如有异常停止操作。

案例分析

一对年轻夫妇刚生育一 3.5 kg 女婴，因没有养育小儿经验，该夫妇感觉压力很大，特向护士咨询：如何给婴儿抚触？哪些情况下不能给宝宝抚触。抚触时应注意哪些方面？

考核评分标准

<table>
<tr><th>项目总分</th><th>项目内容</th><th>考核内容及技术要求</th><th>分值</th></tr>
<tr><td rowspan="2">素质要求
（3 分）</td><td>仪表举止</td><td>操作者端庄大方，面带微笑</td><td>1</td></tr>
<tr><td>着装规范</td><td>服装鞋帽整洁，头发、着装符合要求</td><td>2</td></tr>
<tr><td rowspan="7">操作前准备
（15 分）</td><td>环境</td><td>环境安静、舒适，关好门窗，调节室温至 26 ~ 28 ℃，湿度 50% ~ 60%（口述）</td><td>2</td></tr>
<tr><td>用物</td><td>新生儿润肤油、新生儿衣裤 1 套、大毛巾 1 条、尿布 1 条</td><td>2</td></tr>
<tr><td rowspan="5">抚触前准备</td><td>评估新生儿情况</td><td>2</td></tr>
<tr><td>修剪指甲，摘掉饰物，洗手（七步洗手法）</td><td>3</td></tr>
<tr><td>铺平大浴巾于护理台上，将婴儿抱至护理台</td><td>1</td></tr>
<tr><td>核对婴儿信息</td><td>2</td></tr>
<tr><td>脱去婴儿连衣裤和尿布并检查身体</td><td>3</td></tr>
<tr><td rowspan="7">操作步骤
（74 分）</td><td>体位</td><td>每个部位抚触 4 遍，头面部至下肢抚触时，婴儿取仰卧位</td><td>3</td></tr>
<tr><td rowspan="6">头面部</td><td>取适量新生儿润肤油，润滑、温暖双手</td><td>1</td></tr>
<tr><td>双手拇指从前额中央沿眉骨向外推压至太阳穴轻轻按压</td><td>3</td></tr>
<tr><td>双手拇指从下颌中央向外、向上方推压，止于耳前画出一个微笑状</td><td>3</td></tr>
<tr><td>一手托住头，另一只手的指腹从前额发际向上，后滑动至后下发际，停止于耳后乳突处，轻轻按压</td><td>3</td></tr>
<tr><td>同样方法抚触另一侧，避开囟门</td><td>4</td></tr>
</table>

续表

项目总分	项目内容	考核内容及技术要求	分值
操作步骤（74分）	胸部	两手从两侧肋缘交替向上滑行至新生儿对侧肩部，在新生儿胸部画出一个大的交叉	5
		避开新生儿乳头	1
	腹部	双手交替，按顺时针方向抚触腹部	5
		右上腹至右下腹，画出字母“I”；上腹至左下腹，画出字母“L”；右下腹→上腹→左下腹抚触，画出字母“U”；注意避开未脱落的脐带残端	3
	上肢	两手交替，从上臂至腕部轻轻地挤捏婴儿双臂	2
		双手挟着手臂，上下轻轻搓滚肌肉群至手腕	2
		从近端至远端抚触手掌，逐指抚触新生儿手指	3
		同法抚触另一侧上肢	7
	下肢	双手交替抓住婴一侧下肢，从近端到远端轻轻挤捏	2
		双手挟着下肢，上下轻轻搓滚肌肉群至脚踝	2
		从近端到远端抚触脚掌，逐指抚触新生儿脚趾	3
		同法抚触另一侧下肢	7
	体位	背臀部时新生儿取俯卧位，头侧向一边	1
	背臀部	以脊椎为中分线，双手分别在脊椎两侧滑动抚触，从肩部向下至骶部	3
		双手横放在婴儿背上方靠近肩部，从上向下交叉滑动至对侧臀部	2
		一手掌在臀部骶尾凹陷处顺时针按摩	2
	抚触后处理	为婴儿兜好尿布（松紧合适容两指，侧边翻好），穿好衣裤（动作轻柔）	4
		整理用物，洗手（七步洗手法），记录	3
综合评价（8分）	操作流程完整、规范、熟练；动作轻柔，贴近临床		4
	婴儿安全保护措施得当，操作过程与婴儿进行情感交流		4
总分			100
得分			

思考与练习

(一)填空题

1. 从出生到生后________天,为新生儿期。
2. 新生儿期保健,重要的是帮助娇嫩的小生命度过营养关、温度关和________关。
3. 新生儿血液多集中于躯干和内脏,四肢较少,所以四肢容易________或青紫。
4. 正常足月新生儿居室的适宜温度为________℃。

(二)选择题

1. 抚触应在下列哪个情况下进行(　　)

A. 哺乳后 1 h　　B. 沐浴前进行
C. 喂乳时　　D. 饥饿时
E. 哺乳后 1 h

2. 下列婴儿抚触方法正确的是(　　)

A. 母乳哺乳后半小时抚触　　B. 固定抚触的顺序与部位
C. 每次抚触 20 ~ 30 min　　D. 沐浴不能行抚触
E. 婴儿表情痛苦减轻力度

3. 以下抚触过程哪项正确(　　)

A. 抚触顺序要灵活　　B. 发热时可以进行抚触
C. 动作连贯,力度要大　　D. 每次抚触时间 20 ~ 30 min
E. 动作要快,不用语言和目光交流

参考答案

1. E　2. E　3. A

(三)简答题

1. 给宝宝做抚触,应该注意哪些方面?
2. 每次给宝宝抚触多长时间比较好?
3. 抚触适合多大的宝宝?
4. 宝宝有湿疹时,可以给他做抚触吗?
5. 如果孩子生病了,可以做抚触吗?

(王明环　曹发同)

实训二十一

产褥期保健操

目的

①促进腹壁、盆底肌肉张力恢复和加强，防止尿失禁、膀胱或直肠膨出、子宫脱垂；②促进子宫复旧、机体复原；③促进血液循环，预防血栓性静脉炎；④促进肠蠕动、增进食欲、预防便秘。

相关知识

（一）准备

1. 护士准备　着装整洁，仪表端庄，洗手，向产妇讲解产褥期保健操主要内容和动作要领。

2. 产妇准备　排空膀胱，穿着舒适。

3. 用物准备　将与产妇身长适中的垫子平铺于地面（或准备一张床）。

4. 环境准备　室温适宜，活动场所较宽敞，运动时播放轻松舒缓的音乐。

（二）操作步骤

1. 深呼吸运动　协助产褥期妇女仰卧位，双臂伸直置于身体两侧，深吸气，收腹部，然后再呼气（图 21-1）。

2. 缩肛运动　协助产褥期妇女仰卧位，双臂伸直置于身体两侧，做缩肛与放松的动作（图 21-1）。

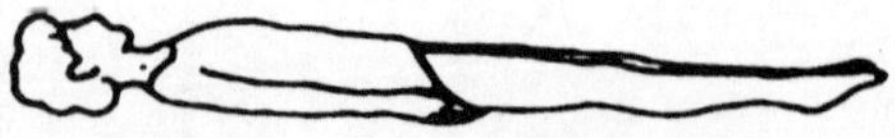

图 21-1　深呼吸、缩肛运动

3. 举腿运动　协助产褥期妇女仰卧位，双臂伸直置于身体两侧，做缩肛与放松的动作（图 21-2）。

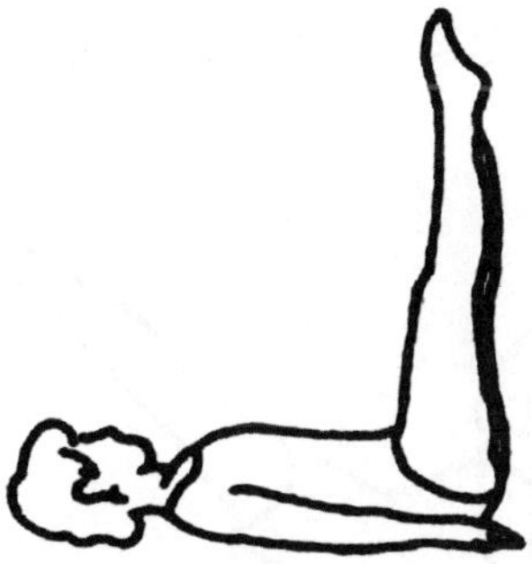

图 21-2　举腿运动

4. 抬臀运动　协助产褥期妇女仰卧位，髋与腿放松，分开稍屈，脚底蹬在垫子上（或床上），双臂伸直置于身体两侧，双手掌心向下，尽量抬高臀部和背部，停留 5 s，复位（图 21-3）。

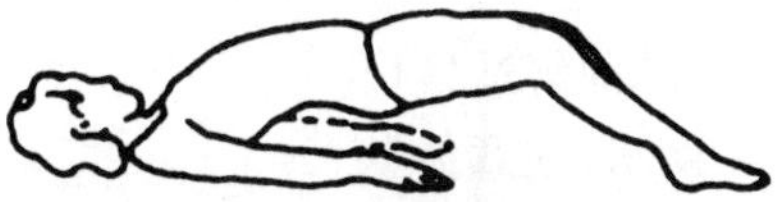

图 21-3　抬臀运动

5. 仰卧起坐运动　协助产褥期妇女仰卧位，两下肢伸直，两足并拢，依靠腰部和腹部力量坐起，肘关节尽量接近膝关节（图 21-4）。

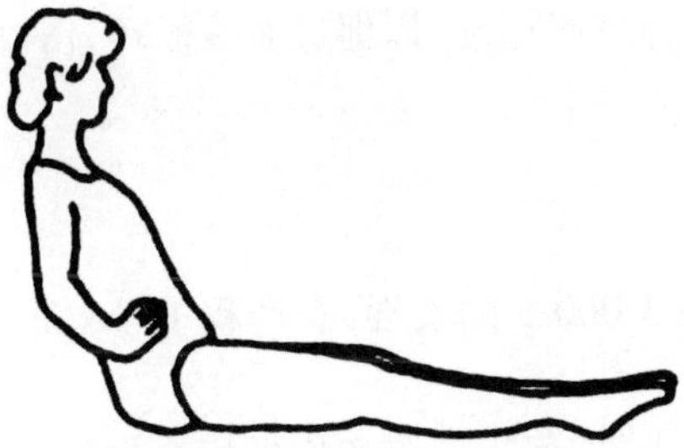

图 21-4　仰卧起坐运动

6. 腰部运动　协助产褥期妇女取肘膝卧位，两膝分开，肩肘垂直，两手与前臂平放于垫子上（或床上），腰部带动臀部先向左侧缓慢转动，然后再向右侧缓慢转动（图 21-5）。

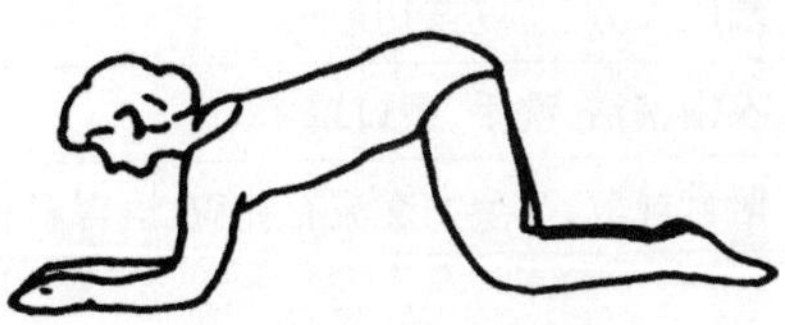

图 21-5　腰部运动

7. 全身运动　协助产褥期妇女取跪姿，两膝跪于垫子上（或床上），两手掌支撑垫面（或床面），两臂伸直，左右腿交替向后上方高抬，同时头部尽量向后仰（图 21-6）。

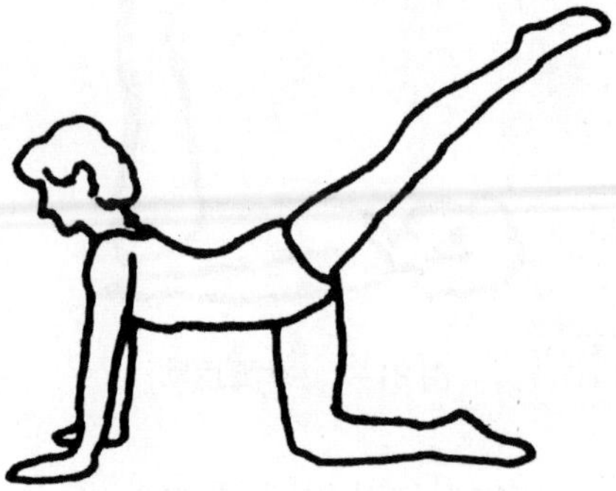

图 21-6　全身运动

（三）操作后护理

1. 协助产褥期妇女恢复运动前舒适体位。
2. 询问有无不适，嘱其多饮水，注意休息。
3. 整理用物，洗手，记录指导操作时间。

（四）注意事项

1. 运动项目由简到繁，依身体状况逐渐增加，以免劳累。
2. 持之以恒，肌肉张力 2 ~ 3 个月才可能恢复。
3. 活动时出现出血或其他不适感则停止活动。
4. 剖宫产妇女可先做深呼吸运动，以促进血液循环，伤口好后再做其他动作。

案例分析

女，28 岁，顺产一体重 3 000 g 的女婴，总产程 18 h。产后出血不多，生命体征正常，产后第 2 日。

如果你是她的主管护士，如何指导该产妇做好产褥期保健操，运动时应注意哪些方面以免意外情况发生？如何给产妇讲解产后锻炼的意义呢？

考核评分标准

项目总分	项目内容	考核内容及技术要求	分值
素质要求（6 分）	仪表	端庄大方、态度亲切	2
	着装	衣帽整洁，洗手，戴口罩	2
	沟通交流	语言规范，与孕妇交流有礼貌、语言温和	2

续表

项目总分	项目内容	考核内容及技术要求	分值
操作过程（80分）	用物	放置合理	5
	产褥期妇女	准备符合要求	5
	环境	环境准备符合要求	5
	深呼吸运动	操作符合要求	5
	缩肛运动	操作符合要求	5
	举腿运动	上举的腿与上身呈直角	7
	抬臀运动	脚底蹬在垫子上（或床上），双臂伸直置于身体两侧，双手掌心向下，尽量抬高臀部和背部	8
	仰卧起坐运动	两下肢伸直，两足并拢，肘关节尽量接近膝关节	7
	腰部运动	肩肘垂直，腰部带动臀部缓慢转动	10
	全身运动	两臂伸直，左右腿交替向后上方高抬，同时头部尽量向后仰	8
	操作后护理	协助产褥期妇女恢复运动前舒适体位	5
		询问有无不适，嘱其多饮水	5
		整理用物，洗手，记录	5
综合评价（14分）	操作中体现对产褥期妇女的人文关怀理念		4
	注重护理礼仪和仪表		3
	指导语言流畅，动作准确、熟练		5
	时间≤10 min		2
总分			100
得分			

思考与练习

1. 下列关于产后临床表现，正确的描述是（　　）

A. 产后体温在38 ℃属异常

B. 妊高征产妇的血压与产前无变化

C. 产后呼吸浅快

D. 产褥早期没有因子宫收缩引起的腹痛

E. 脉搏变快

2. 不正确的产褥期护理内容包括（　　）

A. 测生命体征每日2次

B. 每天清洁外阴

C. 产褥期可以进行性生活

D. 产后 6 周左右复诊

E. 产后 4 h 鼓励产妇排尿

3. 可以进行产后锻炼的时间是(　　)

A. 产后第 1 天　　B. 产后第 2 天

C. 产后第 3 天　　D. 产后第 4 天

E. 产后第 5 天

4. 产褥期是指产妇(　　)

A. 从胎儿娩出到全身各器官(除乳腺外)恢复或接近正常未孕状态所需的一段时间

B. 从胎盘娩出到生殖器官恢复或接近正常未孕状态所需的一段时间

C. 从第二产程到生殖器官恢复或接近正常未孕状态所需的一段时间

D. 从胎盘娩出到全身各器官(除乳腺外)恢复或接近正常未孕状态所需的一段时间

E. 从胎盘娩出到全身所有器官恢复或接近正常未孕状态所需的一段时间

参考答案:

1. B　2. C　3. B　4. D

(王明环)

实训二十二

新生儿窒息

目的

掌握新生儿窒息复苏的原则和基本步骤，能为窒息的新生儿正确实施口对口人工呼吸、简易呼吸器人工呼吸及胸外心脏按压。了解喉镜指引下气管插管的方法。

相关知识

(一)评估

1. 了解产前、产时有无胎儿窘迫、难产情况。

2. 分娩过程中麻醉剂、镇静剂应用情况。

3. 新生儿是否早产，有无先天性心脏病、肺发育不全等。

4. Apgar 心率、呼吸、肌张力、喉反射、皮肤颜色评分情况。

(二)用物准备

新生儿模型、新生儿保暖设备、氧气源、复苏器械(复苏气囊、面罩、麻醉咽喉镜、新生儿气管导管、吸球、一次性吸引管、负压吸引器、胃管、注射器、听诊器)、复苏药物(1∶10 000 肾上腺素、0.9% 氯化钠、10% 葡萄糖注射液、5% 碳氢钠、纳洛酮等)。

(三)操作方法

1. 初步复苏　出生后立即用几秒的时间快速评估 4 项指标：是否足月？羊水清吗？是否有呼吸或哭声？肌张力是否好？以上 4 项中有 1 项为“否”，则进行以下初步复苏：

(1)保暖：用温热毛巾快速擦干新生儿体表的羊水和血迹。将新生儿置于辐射保暖台上，设置腹壁温度为 36.5 ℃；无条件者采取其他保温措施以减少热量散失。

(2)体位：可在新生儿肩胛骨下垫一折叠的毛巾(2 ~ 3 cm)，置其头轻微仰伸位，使咽后壁、咽、气管呈直线。

(3)清理呼吸道：吸球或吸痰管吸出口咽、后鼻腔、咽喉部黏液，吸引时间<10 s。如为重度窒息应在喉镜直视下气管内插管清理呼吸道。

(4)触觉刺激：用手拍打或用手轻弹新生儿足底或摩擦背部 2 次，以诱发自主呼吸。如无效,需要人工呼吸及正压通气。

2. 气囊-面罩正压人工呼吸　初步复苏后患儿仍呼吸暂停或抽泣样呼吸;心率<100 次/min;或持续性中心性青紫,立即纯氧(100%氧气)气囊-面罩正压人工呼吸。

(1)通气压力:最初几次正压为 30～40 cmH_2O,以后维持在 20 cmH_2O。

(2)通气频率:40～60 次/min(如与心脏按压配合减为 30 次/min)。

3. 胸外心脏按压　在 100%氧正压人工呼吸 30 s 后,心率<60 次/min,应进行胸外心脏按压,并继续正压人工呼吸。用双指法(图 22-1)或拇指法(图 22-2),有节奏地按压。

(1)按压部位:胸骨体中下 1/3 处(两乳头连线下方,剑突之上)。

(2)按压深度:以拇指轻压使胸骨下陷 1～2 cm,约为胸廓前后径的 1/3。每次按压后随即放松,放松时拇指和其他手指不离开胸壁。按压有效者可摸到颈动脉和股动脉搏动。

(3)按压频率:为 100～120 次/min,胸外按压和人工呼吸的比例应为 3∶1。

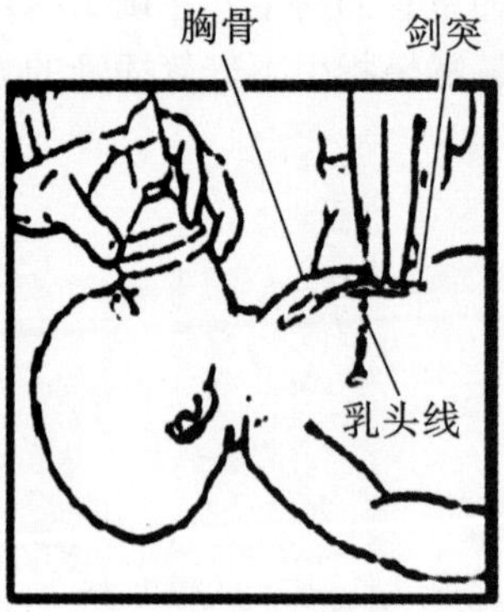

图 22-1　双指法

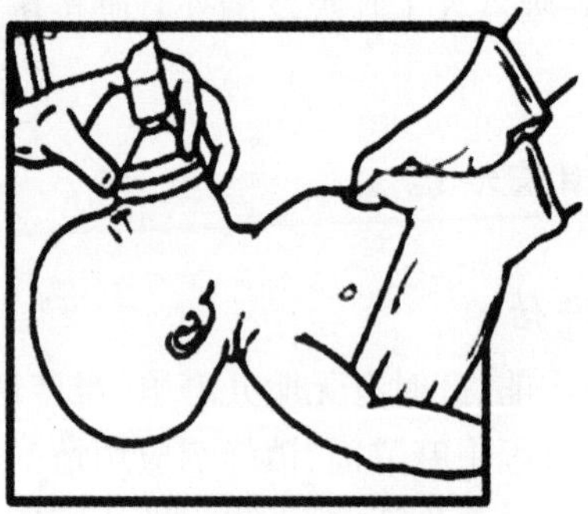

图 22-2　拇指法

4. 药物治疗　心率<60 次/min,可给予 1∶10 000 肾上腺素 0.1～0.3 mL/kg,经脐静脉注入。

5. 复苏后护理　监护时间不少于 3 d。保持安静,延期哺乳;保持呼吸道通畅,继续间断、低浓度吸氧;遵医嘱给予抗生素及维生素 C 100 mg,维生素 K_1 10 mg 肌内注射,预防感染和颅内出血;严密观察患儿面色、呼吸、心率、体温及神经系统症状,做好重症护理记录。

注意事项

1. 操作轻柔,避免损伤。

2. 避免过度通气。

3. 操作中树立团队协作的意识。

案例分析

初产妇,35 岁,孕 38 周,因前置胎盘急诊行剖宫产术,娩出一体重 2 500 g 男婴,羊水清,新生儿出生 1 min Apgar 评分 5 分,新生儿面部及全身皮肤青紫,哭声微弱,心率 90 次/min,四肢稍屈曲。

如果是你,应如何判断患儿窒息程度?如何进行复苏护理?

考核评分标准

项目总分	项目内容	考核内容及技术要求	分值
素质要求(5 分)	仪表	端庄大方、态度亲切	2
	着装	衣帽整洁,符合职业要求	2
	沟通交流	语言规范,与产妇交流有礼貌、语言温和	1
操作前准备(15 分)	环境	整洁、温暖,温湿度适宜,温度 26 ~ 28 ℃,湿度 55% ~ 65%,温度和湿度缺一项扣 1 分(口述)	3
	用物	备齐,检查仔细,有序摆放	3
	产妇	经解释后,表示理解	3
	核对产妇信息	核对产妇手腕带上姓名、床号、住院号	3
	助产士	修剪指甲(口述),七步洗手,及时打开复苏辐射台预热	3
操作步骤(70 分)	保暖	擦干身体及头部;将新生儿置于已经预热好的辐射台上,移出湿毛巾	2
	开放气道	立即取仰卧位并垫高患儿的肩部(2 ~ 3 cm),使颈部轻度后伸	2
		清理呼吸道:及时清除口腔及鼻腔的黏液和羊水	2
		进行触觉刺激诱发自主呼吸,刺激的部位、方法,少一项扣 2 分(口述)	4
	正压人工呼吸	判断病情(口述)	2
		将呼吸气囊接上氧气装置,选择大小适合的面罩	3
		放置面罩方法正确,防止漏气	3
		挤压气囊力度适宜,次数正确,边操作边观察患儿情况	15
		评估抢救情况,决定下一步处理	2

续表

项目总分	项目内容	考核内容及技术要求	分值
操作步骤（70分）	胸外按压	判断患儿(口述)	2
		按压部位、深度、速度、方法正确	10
		胸外按压的同时进行正压通气，比率正确（3∶1），两人操作时配合协调	10
		操作后评估是否有效，决定下一步处理	3
	药物治疗	遵医嘱开放静脉及时准确给药	4
	抢救过程评价	整个复苏过程中评价，评价复苏成功的标准(口述)	4
	操作后	继续监测患儿，用物处理正确，洗手、记录	2
全程质量（10分）	新生儿	无不良反应，无人为损伤	5
	助产士	操作熟练，关爱新生儿，动作轻柔	2
		顺序正确，沟通有效，充分体现人文关怀	3
总分			100
得分			

思考与练习

(一)填空题

1. 新生儿窒息是指________________。

2. 轻度窒息(青紫窒息)：Apgar 评分________________，表现为新生儿躯干红，四肢皮肤青紫；呼吸________________；心跳________________；对外界刺激有反应，喉反射存在；肌张力________________。

(二)选择题

1. 新生儿窒息首要的护理措施是(　　)

A. 清理呼吸道　　B. 人工呼吸

C. 吸氧　　D. 心脏按压

E. 维持正常循环

2. 不属于新生儿 Apgar 评分体征的是(　　)

A. 皮肤颜色　　B. 脉搏

C. 心率　　D. 呼吸

E. 喉反射

3. 新生儿窒息复苏后护理错误的是(　　)

A. 监护时间不少于3 d

B. 保持安静,早期哺乳

C. 保持呼吸道通畅,继续间断、低浓度吸氧

D. 遵医嘱给予抗生素及维生素C 100 mg,维生素$K_1$10 mg肌内注射,预防感染和颅内出血

E. 严密观察患儿面色、呼吸、心率、体温及神经系统症状,做好重症护理记录

参考答案:

1. A　2. B　3. B

(三)简答题

1. 新生儿窒息复苏的抢救步骤是什么?

2. 复苏后新生儿如何护理?

(许明华　王新科)

实训二十三

妇科常用检查技术

目的

妇科检查了解女性外阴、阴道、子宫颈、子宫体、输卵管、卵巢、子宫韧带、宫旁结缔组织以及盆腔内其他器官和组织有无异常。

相关知识

(一)适应证

1. 正常已婚女性妇科查体,进行妇科常规检查。

2. 宫颈炎症治疗。

3. 宫颈手术,阴式妇科手术。

(二)检查器械

一次性臀部垫单、无菌手套、阴道窥器、鼠齿钳、长镊、子宫探针、宫颈刮板、玻片、棉拭子、棉球、消毒液、液状石蜡或肥皂水、生理盐水、涂片固定液。

(三)与患者交流

1. 语言亲切,注意隐私。

2. 重点了解月经史、性生活史及婚育史。

3. 嘱咐患者排空膀胱。

4. 告知患者本次检查的目的,消除患者的紧张心理。

(四)检查前准备

1. 每检查完一人后应更换置于臀部下面的垫单或纸单,以防交叉感染。

2. 患者若为异常出血,必须在检查前消毒外阴。

3. 患者取膀胱截石位,检查者面向患者,站立在患者两腿之间。

(五)检查方法及步骤

1. 外阴部检查　用右手拇指和示指轻轻分开小阴唇,暴露阴道前庭及尿道口和阴道口。

(1)观察外阴发育、阴蒂长度和大小、阴毛多少和分布、皮肤和黏膜色泽及质地变化，注意有无畸形、水肿、皮炎、溃疡、赘生物，有无增厚、变薄或萎缩，有无后侧切或陈旧性撕裂瘢痕等。

(2)用右手拇指和示指轻轻分开小阴唇，暴露阴道前庭及尿道口和阴道口。

(3)让患者用力向下屏气，观察有无阴道前后壁膨出、子宫脱垂或尿失禁等。

2. 阴道窥器放入和取出

(1)放入　根据患者阴道口大小和阴道壁松弛情况，选用适当大小的阴道窥器。无性生活者非经本人同意，禁用窥器检查。将两叶合拢，旋紧中部螺丝，放松侧部螺丝，用液状石蜡或肥皂液润滑窥器两叶前端，以减轻插入阴道口时的不适感，如拟做宫颈刮片或阴道上 1/3 段细胞学检查。可改用生理盐水润滑，冬日气温低时窥器可放在温热的润滑液中预先加温。放置窥器前先用左手示指和拇指分开两侧小阴唇暴露阴道口，右手持预先准备好的阴道窥器，斜行沿阴道后侧缓缓插入阴道内并旋转至前方，并逐渐张开两叶直至完全暴露宫颈、阴道壁及穹窿部。

(2)取出　取出前应旋松侧部螺丝，待两叶合拢再取出。

3. 阴道检查　放松并旋转窥器，观察阴道前后壁和侧壁黏膜色泽、皱襞多少以及有无瘢痕、溃疡、赘生物或囊肿等；观察穹窿有无隆起或变浅。注意阴道分泌物的量、颜色、性质及有无臭味。若分泌物异常者应做涂片检查寻找滴虫、真菌、淋菌及线索细胞等必要时培养。还要注意患者是否有双阴道或阴道隔等先天畸形存在。

4. 宫颈检查　暴露宫颈后，观察宫颈大小、颜色和外口形状。注意有无糜烂、出血、撕裂、外翻、腺囊肿、息肉、肿块或赘生物等，注意宫颈管内有无出血或分泌物。同时应进行宫颈细胞学制片、宫颈管分泌物涂片和培养标本。

5. 双合诊

(1)目的　检查阴道、宫颈、宫体、输卵管、卵巢、子宫韧带、宫旁结缔组织以及盆腔内其他器官和组织有无异常。

(2)方法步骤　①一只手戴好消毒手套，示、中指涂润滑剂后，轻轻通过阴道口沿后壁放入阴道。②检查阴道通畅度深度，有无先天畸形、瘢痕、结节、肿块。③扪触宫颈大小、软硬度、活动度、有无痒痛、肿物或接触性出血等。④将阴道内两指放在宫颈后方，另一手掌心朝下，手指平放在患者腹部平脐处，当阴道内手指向上向前抬举宫颈时，放在脐部的手指往下往后按压腹壁，并逐渐往耻骨联合部移动，通过内、外手指同时分别抬举和按压，协调一致，即可触清子宫的位置、大小、形状、硬度、活动度以及有无压痛。⑤扪清子宫后，将阴道内两指移向一侧穹窿部，如患者合作，两指可深达阔韧带的后方；此时另一手从同侧下腹壁髂嵴水平开始，由上往下按压腹壁，与阴道内手指互相对合，以触摸该侧子宫附件处有无肿块、增厚或压痛。如扪及肿块，应注意其位置、大小、形状、硬度、活动度、与子宫的关系以及有无压痛等。

6. 三合诊

(1)目的　弥补双合诊的不足，进一步了解后倾或后屈子宫的大小，发现子宫后壁、直肠子宫陷凹、宫骶韧带和双侧盆腔后部病变及其与邻近器官的关系。

(2)方法　一手示指放入阴道，中指放入直肠以替代双合诊时阴道内的双指，其余具体检查步骤与双合诊检查时相同。

注意事项

1. 未婚者禁做双合诊、阴道窥镜检查。

2. 直肠-腹部触诊一般适用于无性生活史、阴道闭锁或其他原因不宜行双合诊的患者，但检查结果多不如双合诊和三合诊满意。

3. 月经期避免此项检查。

案例分析

患者女性，41 岁，4 d 前无诱因觉外阴痒，白带多，性生活不适，未特殊处理。近日觉外阴肿痛，瘙痒加剧，无法正常上班。患者月经规则，现月经干净 1 周，无外伤史。生育史：1-0-2-1，上环避孕。辅助检查：白带常规，上皮细胞（++），脓细胞（++），线索细胞（-），见大量白假丝酵母菌菌丝及孢子。

分析并写出外阴检查、阴道窥器检查、宫颈检查情况；外阴发育情况、有无异常。

阴道是否通畅，黏膜情况，分泌物的量、色、性状及有无异常气味。

考核评分标准

项目总分	项目内容	考核内容及技术要求	分值
素质要求（3 分）	仪表	端庄大方、态度亲切	1
	着装	衣帽整洁，洗手，戴口罩	1
	沟通交流	语言规范，与孕妇交流有礼貌、语言温和	1
操作前准备（22 分）	评估	核实患者身份，复核病历	1
		再次核实患者的婚姻状况，对未婚患者委婉地了解有无性生活史	4
		确认患者不处于月经期（若为阴道出血必须检查，检查前消毒外阴）	4
		环境安静，保持室温和器械温度适宜	2
		注意保护患者隐私，男医师须有患者家属、女护士陪同	4
	用物	治疗车上层：液状石蜡或肥皂水、阴道窥器用物单、无菌手套	5
		治疗车下层：生活垃圾桶、医疗垃圾桶	2

续表

项目总分	项目内容	考核内容及技术要求	分值
操作步骤（53分）	准备	除尿失禁患者外，检查前应解净小便，必要时导尿排空膀胱，用阴道窥器检查	5
		每检查一人更换置于臀下的一次性垫单	2
	体位	体位患者取膀胱截石位	5
	阴道窥器检查	根据阴道宽窄选用适当大小的阴道窥器	5
		将阴道窥器前后两叶前端并合、表面涂润滑剂（若取阴道分泌物做细胞涂片检查时，则不应用润滑剂以免影响图片质量）	5
		检查者用左手将两侧阴唇分开，用手将窥器沿着阴道后壁侧壁缓慢插入阴道内，插入后逐渐旋转至前方	5
		摆正后缓慢张开两叶，暴露宫颈、阴道壁及穹窿，然后旋转至一侧以暴露侧壁	5
		取出前应旋松侧部螺丝，待两叶合拢再取出	5
	双合诊检查	检查者戴无菌手套，一手示、中指蘸润滑剂，顺阴道后壁轻轻插入	5
		检查阴道通畅程度和深度，再扪触宫颈大小、形状、硬度及外口情况，有无接触性出血	5
		将阴道内两指放在宫颈后方，另一只手掌心朝下，手指平放在患者腹部平脐处，当阴道内手指向上向前抬举宫颈时，放在脐部手指往下按压腹壁，并逐渐往耻骨联合部移动，通过手指同时抬举和按压，相互协调，扪清子宫的位置、大小、形状、软硬度、活动度以及有无压痛	6
操作后处理（5分）	清理用物，洗手		2
	向患者说明检查情况		2
	记录		1
综合评价（7分）	顺序正确，动作规范，操作熟练		2
	沟通有效，充分体现人文关怀		2
	注意保护患者隐私，注意无菌操作		3
理论提问（10分）	回答正确、完整		10
总分			100
得分			

思考与练习

(一)填空题

1. 盆腔检查应采取________。

2. 未婚妇女禁做________,可行________。

3. 妇科检查的方法有________,阴道窥镜检查,________,双合诊,三合诊________。

4. 男医生检查需要有________,以免不必要的误会。

(二)选择题

1. 妇科检查常规采用的体位是( )

A. 膝胸卧位　　B. 膀胱截石位

C. 平卧位　　D. 臀高头低位

E. 自由体位

2. 妇科检查结果记录的顺序是( )

A. 外阴、阴道、子宫颈、子宫、附件　　B. 阴道、子宫颈、外阴、子宫、附件

C. 阴道、子宫颈、外阴、附件、子宫　　D. 阴道、子宫颈、子宫、外阴、附件

E. 附件、阴道、子宫颈、外阴、子宫

3. 为了解盆腔后部的情况应做( )

A. 外阴视诊　　B. 三合诊

C. 双合诊　　D. 阴道扪诊

E. 腹部触诊

4. 妇科检查时患者用的臀垫更换应( )

A. 每人　　B. 每天

C. 隔天　　D. 每周

E. 必要时

参考答案:

1. B　2. A　3. B　4. A

(三)简答题

1. 简述妇科检查的注意事项。

2. 简述阴道窥器检查、双合诊检查的方法及目的。

3. 说出妇科特殊检查的护理配合。

(王明环　曹发同)

实训二十四

会阴擦洗

目的

保持会阴、外阴部清洁，促使患者舒适，有利于会阴伤口的愈合。预防和减少生殖系统、泌尿系统的上行感染。

相关知识

（一）适应证

长期卧床患者；妇产科手术后留置导尿管的患者；会阴及阴道手术后的患者；产后1周内及产后会阴有伤口的产妇；急性外阴炎患者；长期阴道流血的患者。

（二）操作方法

1. 用物准备：推车、冲洗壶或冲洗杯、消毒弯盘、无菌镊子、宫颈钳、消毒大棉球，一次性消毒臀垫、卧式便盆、擦洗液（0.2%碘伏溶液或1∶5 000高锰酸钾溶液等）。

2. 按要求着装，洗手，戴口罩。

3. 携用物至床旁，核对患者姓名、床号，向患者解释操作目的、过程，取得配合。

4. 嘱患者排空膀胱，协助其脱去一条裤腿，取膀胱截石位暴露外阴、注意为患者保暖。

5. 将一次性消毒臀垫铺于床上，弯盘置于会阴处，用一把镊子夹取干净的药液棉球，递以宫颈钳夹住浸透药液的棉球擦洗外阴，一般擦3遍，第1遍顺序为自上而下，由外向内：阴阜→大腿内侧上1/3→大阴唇→小阴唇→会阴→肛周（图24-1）；第2、3遍顺序是由内向外：小阴唇→大阴唇→阴阜→大腿内侧上1/3→会阴→肛周。会阴有伤口时，应以伤口为中心擦洗。每个棉球只能用一次，直至把分泌物擦干净，再用干棉球或干纱布擦干外阴（图24-2）。

6. 擦洗完毕，为患者更换消毒臀垫，清理用物并整理好床铺。

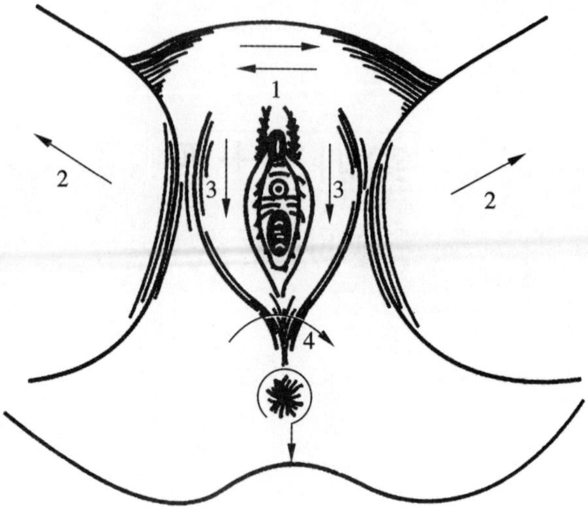

图 24-1 外阴擦洗第 1 遍顺序

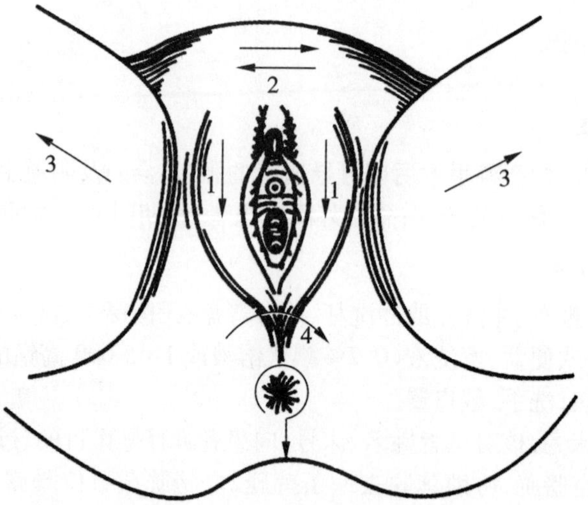

图 24-2 外阴擦洗第 2、3 遍顺序

注意事项

1. 操作前向患者解释该护理操作的目的和要求。操作时用屏风遮挡，保护患者隐私并注意为其保暖。

2. 在擦洗前及擦洗时，应注意观察会阴部及伤口情况，发现异常及时记录并向医生汇报。

3. 擦洗时应做到一人一钳、一弯盘，防止交叉感染。擦洗时两把镊子不可接触和混用。擦洗肛门的棉球，禁止再擦洗别处。

4. 有伤口感染的患者防止交叉感染。

案例分析

赵女士，初产妇，顺产一体重4 000 g的女婴，因婴儿较大行会阴侧切，现产后第2天。妇科检查：外阴轻度水肿，会阴伤口轻度红肿，无渗血。

分析：护士妇科检查评估结果，外阴________，会阴伤口________，________，进行会阴擦洗有利于________。

考核评分标准

项目总分	项目内容	考核内容及技术要求	分值
素质要求（5分）	仪表	端庄大方、态度亲切	1
	着装	衣帽整洁，洗手，戴口罩	2
	沟通交流	语言规范，与产妇交流有礼貌、语言温和	2
操作前准备（15分）	环境	评估环境，温度26～28 ℃，湿度50%～60%（口述） 关闭门窗或屏风、隔帘遮挡（口述）	5
	用物	外阴擦洗模型、推车、冲洗壶或冲洗杯、消毒弯盘、无菌镊子或宫颈钳、消毒大棉球，一次性消毒臀垫、卧式便盆、擦洗液	5
	产妇	解释操作的目的及配合要求	2
		嘱产妇排空膀胱，协助其脱去一条裤腿，取膀胱截石位暴露外阴，注意为患者保暖	3
操作步骤（70分）	评估	在擦洗前及擦洗时，应注意观察会阴部及伤口情况，发现异常及时记录并向医生汇报	5
	第一步	将一次性消毒臀垫铺于床上，弯盘置于会阴处，用宫颈钳夹取干净的肥皂液棉球，用另一把镊子夹住肥皂液的棉球擦洗外阴，一般擦3遍，第1遍顺序为自上而下，由外向内：阴阜→大腿内侧上1/3→大阴唇→小阴唇→会阴→肛周	15
	第二步	第2遍顺序是由内向外：小阴唇→大阴唇→阴阜→大腿内侧上1/3→会阴→肛周	15
	第三步	第3遍顺序同第2遍	15
	整理用物	擦洗完毕，为患者更换消毒臀垫，清理用物并整理好床铺	10
	记录	洗手，记录产妇情况	10

续表

项目总分	项目内容	考核内容及技术要求	分值
全程质量（10分）	顺序正确，动作规范，操作熟练		5
	沟通有效，充分体现人文关怀		5
总分			100
得分			

思考与练习

（一）填空题

1. 会阴擦洗的目的是保持____________，促使____________，有利于____________。

2. 会阴擦洗一般擦3遍，第1遍顺序为__________，__________：阴阜→大腿内侧上1/3→大阴唇→小阴唇→会阴→肛周；第2、3遍顺序是__________：小阴唇→大阴唇→阴阜→大腿内侧上1/3→会阴→肛周。

（二）选择题

1. 会阴擦洗的目的不包括（　　）

A. 防止泌尿系统感染　　B. 促进会阴部血液循环

C. 促进会阴部伤口愈合　　D. 防止生殖系统感染

E. 保持会阴部清洁

2. 会阴擦洗不正确的是（　　）

A. 棉球由外向内擦洗1~2遍

B. 勿使擦洗液流入阴道

C. 取膀胱截石位暴露外阴

D. 如会阴有伤口，应以伤口为中心向外擦洗

E. 会阴擦洗每日2次，大便后及时擦洗

参考答案：

1. B　2. A

（三）简答题

1. 会阴擦洗的顺序是什么？

2. 会阴擦洗的注意事项有哪些？

（许明华　王新科）

实训二十五

会阴湿热敷

目的

利用热源和药物直接接触患区，促进局部血液循环，减轻会阴水肿，消炎止痛，促进伤口的愈合。

相关知识

（一）适应证

适用于会阴水肿、血肿晚期（48 h 后）、早期感染、伤口硬结等。

（二）禁忌证

会阴部血肿早期（48 h 以内），会阴部有开放性伤口。

（三）操作要点

1. 用物准备：热源、无菌治疗碗、长镊子、纱布、治疗巾、橡胶单和一次性消毒臀垫。50% 硫酸镁、凡士林、药液棉球罐、无菌干棉球罐。

2. 操作者按要求着装，洗手，戴口罩。

3. 携用物至床旁，核对患者姓名、床号，向患者解释操作目的、过程，取得配合。

4. 嘱患者排空膀胱，协助脱去一条裤腿，暴露外阴，将一次性消毒臀垫铺于臀下。先进行会阴擦洗，清除外阴局部污垢。

5. 热敷部位涂少许凡士林，盖上干纱布。

6. 将 50% 的硫酸镁放入治疗碗中置于热源上加热至 50 ℃左右。

7. 将纱布数块浸入 50% 的硫酸镁溶液内，用 2 把镊子夹持纱布拧至不滴水后，将纱布敷于病变部位，上面加盖棉垫保温。

8. 每 3 ~5 min 更换 1 次纱布，也可将热水袋放于棉垫外加热，延长更换敷料的时间，每次热敷 15 ~30 min，每日 2 ~3 次。

9. 热敷完毕，更换干净会阴垫，清理用物并整理好床铺。

注意事项

1. 热敷面积应是病损面积的2倍。

2. 热敷温度要适宜,一般为41~48 ℃,防止烫伤。注意无菌操作,防止伤口感染。

3. 在湿热敷过程中,护理人员应随时评价热敷部位的情况,包括皮肤颜色、水肿减退的程度等,并询问患者的感受,以便采取措施。

案例分析

李女士,38岁,足月顺产,女婴体重3 600 g,产后第3天,护理评估发现会阴红肿,有轻度压痛,会阴部无开放性伤口。

分析:李女士产后评估发现会阴________,有________,会阴部无________,符合会阴湿热敷的要求。

考核评分标准

项目总分	项目内容	考核内容及技术要求	分值
素质要求(5分)	仪表	端庄大方、态度亲切	1
	着装	衣帽整洁,洗手,戴口罩	2
	沟通交流	语言规范,与产妇交流有礼貌、语言温和	2
操作前准备(15分)	环境	评估环境,关闭门窗或屏风、隔帘遮挡(口述)	5
	用物	备齐热源、无菌治疗碗、长镊子、纱布、治疗巾、橡胶单和一次性消毒臀垫。50%硫酸镁、凡士林、药液棉球罐、无菌干棉球罐	5
	产妇	解释检查的目的及配合要求	2
		嘱产妇排空膀胱,协助脱去一条裤腿,暴露外阴	3
操作步骤(70分)	评估	会阴水肿程度及伤口情况,会阴部血肿早期(48 h以内),会阴部有开放性伤口者不宜进行会阴湿热敷	5
	第一步	操作者按要求着装,洗手,戴口罩,备齐用物,携至床旁,核对患者姓名、床号,向患者解释操作目的、过程,取得配合	5

续表

项目总分	项目内容	考核内容及技术要求	分值
操作步骤（70分）	第二步	将一次性消毒臀垫铺于臀下，先进行会阴擦洗，清除外阴局部污垢	10
		热敷部位涂少许凡士林，盖上干纱布	5
		将纱布数块浸入50%的硫酸镁溶液内，加热至50 ℃左右，拧至不滴水后，将纱布敷于病变部位，上面加盖棉垫保温	20
		每3～5 min更换1次纱布，也可将热水袋放于棉垫外加热，延长更换敷料的时间，每次热敷15～30 min，每日2～3次（口述）	10
	第三步	热敷完毕，更换干净会阴垫	5
	整理用物	清理用物并整理好床铺	5
	记录	洗手，记录产妇情况	5
全程质量（10分）	顺序正确，动作规范，操作熟练		5
	沟通有效，充分体现人文关怀		5
总分			100
得分			

思考与练习

（一）填空题

1. 将＿＿＿＿＿＿＿的硫酸镁放入治疗碗中置于热源上加热至＿＿＿＿＿＿＿左右。

2. 每＿＿＿＿＿＿＿更换1次纱布，也可将热水袋放于棉垫外加热，延长更换敷料的时间，每次热敷＿＿＿＿＿＿＿，每日2～3次。

3. 热敷面积应是病损面积的＿＿＿＿＿＿＿倍。

4. 热敷温度要适宜，一般为＿＿＿＿＿＿＿，防止烫伤。注意无菌操作，防止伤口感染。

（二）选择题

1. 会阴湿热敷最常用的药液是（　　）

A. 1%乳酸　　B. 5%酒精

C. 50%硫酸镁　　D. 0.9%氯化钠液

E. 4%碳酸氢钠

2. 有关会阴湿热敷错误的是(　　)

A. 常用于会阴水肿　　B. 热敷面积为病变范围

C. 湿热敷时间为 15 ~ 30 min　　D. 湿热敷纱布垫上再盖上棉垫

E. 湿热敷的温度一般为 41 ~ 48 ℃

3. 会阴湿热敷热敷面积应是病损面积的(　　)

A. 2 倍　　B. 3 倍

C. 4 倍　　D. 5 倍

E. 范围相同

参考答案:

1. C　2. B　3. A

(三)简答题

1. 会阴湿热敷的目的是什么?

2. 会阴湿热敷的适应证和禁忌证是什么?

3. 会阴湿热敷有哪些注意事项?

(许明华　王新科)

实训二十六

会阴坐浴

目的

坐浴是通过水温和药液的作用,促进会阴局部血液循环,增强局部抵抗力,减轻炎症和疼痛,并使创面清洁,有利于组织修复。

1. 治疗作用　用于外阴炎、阴道炎、子宫脱垂、会阴切口愈合不良等的辅助治疗,根据水温不同坐浴分为3种。

(1)热浴　水温在41～43 ℃,适用于急性炎症有渗出性病变者,可先熏后坐浴,持续20 min左右。

(2)温浴　水温在35～37 ℃,适用于慢性盆腔炎、手术前准备。

(3)冷浴　水温在14～15 ℃,可刺激肌肉神经,使其张力增加,改善血液循环。适用于阴道松弛、性无能等。持续2～5 min即可。

2. 清洁作用　用于外阴阴道手术的术前准备及产后7～10 d的产妇。

相关知识

(一)评估

1. 患者的年龄、病情、局部病变情况。
2. 患者的心理状态及合作程度。
3. 对坐浴的认知程度。
4. 环境的温度及隐蔽程度。

(二)用物准备

坐浴盆和小浴盆,温水、消毒小毛巾、坐浴盆架及1∶5 000高锰酸钾溶液、0.5%醋酸溶液、2%～4%碳酸氢钠溶液、0.05%聚维碘酮溶液、0.1%活力碘、0.1%苯扎溴铵、中药煎剂等溶液。

(三)操作方法

将坐浴盆放置于坐浴架上,内装坐浴液(根据病情按比例配制好的)2 000 mL,患者排空膀胱后全臀浸泡于溶液中，一般 20 min。结束后用干纱布擦干外阴，清理用物，消毒浴盆。

注意事项

1. 月经期、阴道流血，妊娠期及产褥期宫颈内口未闭者禁止坐浴。

2. 指导患者应严格按比例配制坐浴液，浓度过高易造成黏膜灼伤，浓度太低影响疗效。

3. 热浴时温度不能过高，以免烫伤皮肤。

4. 坐浴前先将外阴及肛门周围擦洗干净。

5. 坐浴时全臀应全部浸于药液之中，注意保暖，以免受凉。

案例分析

李女士，63 岁，G_3P_2，自述阴道脱出块状物 2 年，伴有下腹坠胀及腰背酸痛，呈进行性加重。妇科检查：宫颈已脱出阴道口外，宫体在阴道内，余未见异常。医疗诊断：子宫脱垂度轻型。

分析：李女士在护理措施中应注意保持外阴清洁，可以用__________溶液坐浴，每次__________，坐浴时应严格按比例配制溶液，浓度过高易__________，浓度过低易__________。

考核评分标准

项目总分	项目内容	考核内容及技术要求	分值
素质要求（5 分）	仪表	端庄大方、态度亲切	1
	着装	衣帽整洁，洗手，戴口罩	2
	沟通交流	语言规范，与患者交流有礼貌、语言温和	2
操作前准备（20 分）	环境	评估环境，温度 26 ~ 28 ℃，湿度 50% ~ 60%（口述） 关闭门窗或屏风、隔帘遮挡（口述）	5
	用物	坐浴盆和小浴盆，温水、消毒小毛巾，坐浴盆架及坐浴液	5
	患者	解释操作的目的及配合要求	2
		患者排空膀胱，并将外阴及肛门周围擦洗干净	8

续表

项目总分	项目内容	考核内容及技术要求	分值
操作步骤（65）	第一步	将坐浴盆放置于坐浴架上，内装坐浴液 2 000 mL 根据病情按比例配制坐浴液：滴虫性阴道炎、细菌性阴道炎常用 0.5% 醋酸溶液；外阴阴道假丝酵母菌病常用 2% ~4% 碳酸氢钠溶液；子宫脱垂患者常用 1∶5 000 高锰酸钾溶液	30
	第二步	患者排空膀胱，并将外阴及肛门周围擦洗干净后全臀浸泡于溶液中，一般 20 min	15
	第三步	结束后用干纱布擦干外阴	10
	整理用物	清理用物，消毒浴盆	10
全程质量（10 分）	顺序正确，动作规范，操作熟练		5
	沟通有效，充分体现人文关怀		5
总分			100
得分			

思考与练习

（一）填空题

1. 会阴坐浴具有________作用和________作用。
2. 会阴坐浴用于外阴阴道手术的术前准备及产后________后的产妇。
3. ______、______、______及______禁止坐浴。

（二）选择题

1. 坐浴不适用于（　　）

A. 子宫内膜炎　　B. 外阴炎
C. 阴道炎　　D. 子宫脱垂术前
E. 外阴瘙痒

2. 坐浴的禁忌证不包括（　　）

A. 阴道出血　　B. 产后 7 d 内
C. 宫颈电烙术后 1 周　　D. 妊娠期
E. 宫颈息肉

3. 某患者，女，55 岁，因压力性尿失禁行冷水坐浴，坐浴的时间为（　　）

A. 2 ~5 min　　B. 5 ~10 min
C. 5 ~15 min　　D. 10 ~15 min
E. 20 ~30 min

4. 某产妇，32 岁，宫内孕 38 周，阴道分娩，产后第 4 天，会阴伤口痛、有脓性分泌

物。错误的处理是(　　)

A. 健侧卧位　　B. 拆线引流
C. 应用抗生素　　D. 坐浴
E. 红外线照射

5. 该产妇若要行高锰酸钾溶液会阴坐浴,合适的时间是(　　)

A. 产后 2 ~ 3 d　　B. 拆线后马上开始
C. 产后 7 ~ 10 d　　D. 拆线后 1 周
E. 产后 14 d

参考答案:

1. A　2. E　3. A　4. D　5. C

(三)简答题

1. 会阴坐浴的目的是什么?
2. 坐浴的 3 种类型和具体操作是什么?
3. 坐浴的注意事项有哪些?

(许明华　王新科)

实训二十七

阴道灌洗

目的

清洁、杀菌，减少阴道分泌物，改变阴道酸碱度，用于治疗各种阴道炎、宫颈炎及子宫全切术前或阴道手术前的常规阴道准备。

相关知识

（一）适应证

治疗各种阴道炎、宫颈炎及子宫全切术前或阴道手术前的常规阴道准备。

（二）操作方法

1. 用物准备：无菌阴道窥器、长镊子、持物钳、无菌干棉球、灌洗桶连接橡皮管及灌洗头、卧式便盆、灌洗架、污物桶、灌洗液（常用的有1∶5 000高锰酸钾溶液、0.2%苯扎溴铵溶液、生理盐水、0.5%醋酸溶液、1%乳酸溶液、2%～4%碳酸氢钠溶液等）。

2. 操作者按要求着装、洗手、戴口罩。

3. 备齐用物，核对患者姓名、床号，向患者说明目的取得合作。

4. 能活动的患者嘱其排尿后仰卧于妇科检查床上，取膀胱截石位，暴露外阴，臀下铺橡皮布。卧床患者，应于病床上冲洗，嘱其患者屈膝仰卧，臀下铺橡皮布，布上置便盆。

5. 按需要配制灌洗液500～1 000 mL，水温41～43 ℃。

6. 将冲洗桶挂在高于床面70 cm的支架上。

7. 右手持冲洗头柄部，开放止水夹，先冲洗外阴，然后将冲洗头插入阴道深部，边冲洗边在阴道内转动冲洗头；或用阴道窥器暴露子宫颈后再冲洗，冲洗时转动阴道窥器，以将阴道四壁冲洗干净。以7～10 min内流量约1 000 mL的灌注速度，当灌洗液剩下100 mL时，夹住皮管，拔出灌洗头和窥阴器，再冲洗外阴部，协助患者坐起，整理衣物。

8. 干纱布擦干外阴，撤去便盆，整理用物及床铺，并协助患者采取舒适体位。

注意事项

1. 如系未婚妇女，可以导尿管冲洗，不能使用窥器。
2. 月经前、妊娠期、产褥期、阴道流血者禁止阴道灌洗。
3. 冲洗压力不宜太大、避免冲洗液直冲宫颈口。

案例分析

李女士，35 岁，已婚，外阴部瘙痒 5 d，因瘙痒加剧前来就诊。妇科检查：小阴唇表面被覆白色分泌物；阴道壁充血，内见豆渣样分泌物；宫颈充血，表面被覆白色分泌物。子宫及附件未发现明显异常。辅助检查：白带中见大量白假丝酵母菌菌丝及孢子。诊断为外阴、阴道假丝酵母菌病。

分析：①治疗时应选用哪一种灌洗液？②什么情况下不能进行阴道灌洗？

考核评分标准

项目总分	项目内容	考核内容及技术要求	分值
素质要求（5 分）	仪表	端庄大方、态度亲切	1
	着装	衣帽整洁，洗手，戴口罩	2
	沟通交流	语言规范，与患者交流有礼貌、语言温和	2
操作前准备（15 分）	环境	评估环境，温度 26 ~ 28 ℃，湿度 50% ~ 60%（口述） 关闭门窗或屏风、隔帘遮挡（口述）	5
	用物	无菌阴道窥器、长镊子、持物钳、无菌干棉球、灌洗桶连接橡皮管及灌洗头、卧式便盆、灌洗架、污物桶、灌洗液（常用的有 1 ∶ 5 000 高锰酸钾溶液、0.2% 苯扎溴铵溶液、生理盐水、0.5% 醋酸溶液、1% 乳酸溶液、2% ~ 4% 碳酸氢钠溶液等）	5
	患者	解释操作的目的及配合要求	2
		能活动的患者嘱其排尿后仰卧于妇科检查床上，取膀胱截石位，暴露外阴，臀下铺橡皮布。卧床患者，应于病床上冲洗，嘱其患者屈膝仰卧，臀下铺橡皮布，布上置便盆	3

续表

项目总分	项目内容	考核内容及技术要求	分值
操作步骤（70分）	第一步	操作者按要求着装、洗手、戴口罩，备齐用物，核对患者姓名、床号，向患者说明目的取得合作。按需要配制灌洗液500～1 000 mL，水温41～43 ℃。将冲洗桶挂在高于床面70 cm的支架上	10
	第二步	右手持冲洗头柄部，开放止水夹，先冲洗外阴	10
		然后将冲洗头插入阴道深部，边冲洗边在阴道内转动冲洗头；或用阴道窥器暴露子宫颈后再冲洗，冲洗时转到阴道窥器，以将阴道四壁冲洗干净	20
		当灌洗液剩下100 mL时，夹住皮管，拔出灌洗头和窥阴器，再冲洗外阴部	10
	第三步	干纱布擦干外阴，撤去便盆，并协助患者采取舒适体位	10
	整理用物	清理用物并整理好床铺	5
	记录	洗手，记录产妇情况	5
全程质量（10分）	顺序正确，动作规范，操作熟练		5
	沟通有效，充分体现人文关怀		5
总分			100
得分			

思考与练习

（一）填空题

1. 阴道灌洗的目的是________________。

2. 按需要配制灌洗液________________，水温________________。

3. 滴虫性阴道炎应使用的灌洗液是______________，外阴阴道假丝酵母菌病应使用的灌洗液是______________，细菌性阴道炎应使用的灌洗液是______________。

4. 将冲洗桶挂在高于床面________________的支架上。

（二）选择题

1. 阴道灌洗的禁忌证是（　　）

A. 假丝酵母菌性阴道炎　　B. 滴虫性阴道炎

C. 慢性宫颈炎　　D. 老年性阴道炎

E. 宫颈癌患者有活动性出血

2. 阴道灌洗液的最佳温度是（　　）

A. 38～40 ℃　　B. 39～41 ℃

C. 40 ~42 ℃　　D. 41 ~43 ℃

E. 43 ~45 ℃

3. 关于阴道灌洗操作错误的是(　　)

A. 患者排空膀胱后,取膀胱截石位

B. 先冲洗外阴,然后将冲洗头插入阴道深部进行冲洗

C. 未婚妇女,可用导尿管冲洗,不能使用窥器

D. 冲洗桶挂在不高于床面 30 cm 的支架上

E. 避免冲洗液直冲子宫口

4. 不能进行阴道灌洗的是(　　)

A. 全子宫切除的子宫肌瘤患者,术前准备

B. 阴道手术前准备

C. 宫颈糜烂患者

D. 老年性阴道炎患者

E. 宫颈癌患者有活动性出血

参考答案:

1. A　2. D　3. D　4. E

(三)简答题

1. 说出阴道灌洗的操作步骤。

2. 阴道灌洗的注意事项有哪些?

(许明华　王新科)

实训二十八

阴道、宫颈上药

目的

阴道或宫颈局部用药,起到治疗作用。

相关知识

(一)适应证

治疗各种阴道炎和急慢性宫颈炎或术后阴道残端炎症;阴道前后壁膨出修补术术前准备。

(二)操作方法

1.用物准备:阴道窥器、长镊子、干棉球,带尾线大棉球、长棉签、治疗用的各种药物。

2.先做阴道冲洗或坐浴,再用窥阴器暴露宫颈,擦净分泌物。根据选用药物的不同剂型,选用以下方法。

(1)涂擦法　用长棉棒蘸取药物,均匀涂布在子宫颈或阴道病变处。如为腐蚀性药物(20%硝酸银溶液),应在阴道窥器直视下进行,注意保护周围正常组织(现已少用)。

(2)喷撒法　药粉可用喷粉器喷撒于阴道内。

(3)纳入法　栓剂、片剂、丸剂可直接放入阴道后穹窿。教会患者自己放入,方法是:临睡前洗净双手,取蹲位或半坐卧位,左手分开阴唇,右手示指将药片沿阴道后壁推至深处。

(4)棉球法　将药液或药粉置于带线大棉球上塞于子宫颈部,尾线留在阴道口外,嘱患者12~24 h后牵拉尾线,取出棉球。

注意事项

1.月经期及子宫出血者,不宜阴道上药。

2. 未婚妇女上药时不用窥器，可用示指将药片推至阴道深处。如为药液或药膏可用棉签涂抹，棉棒上的棉花必须捻紧，涂药时应按同一方向转动，以免棉花脱入阴道内难以取出。

3. 阴道涂药时，阴道各壁均应涂到。如子宫颈涂用腐蚀性药物，应用纱布保护好阴道壁及正常组织。

4. 药物如是片剂、栓剂等，最好晚上或休息时放药，以保证药物的作用时间。

5. 用药过程中禁止性生活。

6. 如阴道留有棉球或纱布，一定嘱患者按时取出。

案例分析

钱女士，41 岁，已婚，因外阴部瘙痒前来就诊。妇科检查：小阴唇表面被覆白色膜状物；阴道壁充血，内见豆渣样分泌物；宫颈充血，表面被覆白色分泌物。子宫及附件未发现明显异常。辅助检查：白带中见大量白假丝酵母菌菌丝及孢子。

分析：典型白带是__________，妇科检查体征小阴唇、宫颈__________；辅助检查结果__________。根据以上评估资料医疗诊断为__________，进行__________可以达到治疗目的。

考核评分标准

项目总分	项目内容	考核内容及技术要求	分值
素质要求（5 分）	仪表	端庄大方、态度亲切	1
	着装	衣帽整洁，洗手，戴口罩	2
	沟通交流	语言规范，与患者交流有礼貌、语言温和	2
操作前准备（15 分）	环境	评估环境，温度 26～28 ℃，湿度 50%～60%（口述） 关闭门窗或屏风、隔帘遮挡（口述）	5
	用物	阴道窥器、长镊子、干棉球，带尾线大棉球、长棉签、治疗用的各种药物	5
	患者	解释操作的目的及配合要求	2
		先做阴道冲洗或坐浴，再用窥阴器暴露宫颈，擦净分泌物（口述）。根据选用药物的不同剂型，选用不同方法（口述）	3

续表

项目总分	项目内容	考核内容及技术要求	分值
操作步骤（70分）	涂擦法	用长棉棒蘸取药物，均匀涂布在子宫颈或阴道病变处。如为腐蚀性药物（20%硝酸银溶液），应在阴道窥器直视下进行，注意保护周围正常组织	15
	喷撒法	药粉用喷粉器喷撒于阴道内	15
	纳入法	栓剂、片剂、丸剂可直接放入阴道后穹窿。教会患者自己放入，方法是：临睡前洗净双手，取蹲位或半坐卧位，左手分开阴唇，右手示指将药片沿阴道后壁推至深处（口述）	15
	棉球法	将药液或药粉置于带线大棉球上塞于子宫颈部，尾线留在阴道口外，嘱患者12～24 h后牵拉尾线，取出棉球	15
	整理用物	清理用物并整理好床铺	5
	记录	洗手，记录产妇情况	5
全程质量（10分）	顺序正确，动作规范，操作熟练		5
	沟通有效，充分体现人文关怀		5
总分			100
得分			

思考与练习

（一）填空题

1. 阴道、宫颈上药的目的是______________。

2. 阴道、宫颈上药常用的方法有______________、____________、____________、____________。

3. 棉球法是将药液或药粉置于带线大棉球上塞于子宫颈部，尾线留在阴道口外，嘱患者______________________牵拉尾线，取出棉球。

4. 药物如是片剂、栓剂等，最好____________时放药，以保证药物的作用时间。

（二）选择题

1. 关于阴道、宫颈上药的注意事项，错误的是（　　）

A. 月经期及子宫出血者，不宜阴道上药

B. 用药过程中禁止性生活

C. 未婚妇女上药时不用窥器

D. 阴道栓剂最好白天放药

E. 留有的棉球和纱布要按时取出

2. 关于阴道、宫颈上药不正确的是(　　)

A. 患者可自行放置栓剂

B. 用药过程中禁止性生活

C. 月经期及子宫出血者,不宜阴道上药

D. 月经期应继续阴道上药治疗

E. 药物如是片剂、栓剂等,最好晚上或休息时放药,以保证药物的作用时间

参考答案:

1. D　2. D

(三)简答题

1. 简述阴道宫颈上药的操作方法。

2. 阴道、宫颈上药的注意事项有哪些?

(许明华　王新科)

实训二十九

阴道脱落细胞学检查

目的

阴道脱落细胞检查包括阴道涂片和宫颈刮片检查，主要应用于女性生殖器癌瘤的早期诊断及卵巢功能的测定。癌瘤诊断主要应用宫颈刮片，卵巢功能测定取自阴道上段侧壁或后穹窿的刮片或吸片。

相关知识

（一）适应证

1. 宫颈癌普查。

2. 观察雌激素水平及观察有无排卵，从而了解卵巢功能。

（二）操作要点

1. 物品准备　阴道窥器、宫颈木刮板、妇科棉签、标本盒、干净玻片、小吸管。生理盐水（备用）、95%酒精。

2. 实验内容及步骤

（1）阴道涂片：患者取膀胱截石位，窥阴器扩张阴道，在阴道壁上1/3段侧壁，用无菌干燥棉签轻轻刮取分泌物及浅层细胞，均匀涂抹在载玻片，置于95%酒精溶液中固定。

意义：了解卵巢雌激素水平。

（2）宫颈刮片：①患者取膀胱截石位，窥阴器暴露宫颈，轻轻拭去宫颈口及其周边分泌物，查雌激素水平者，取阴道侧壁上1/3部的分泌物。检查癌细胞者，在宫颈口用木刮板（尖端朝宫颈口、斜面朝宫颈），旋转360°。②刮取的细胞立即顺同一方向涂于干净玻片上，不可重复涂抹，以免细胞破坏。③玻片立即放在95%酒精中固定，不可久留于空气中，以免细胞干燥、皱缩、变形，如标本混有血，应置于醋酸酒精中固定。④详细填写涂片检查申请单

宫颈刮片结果判定：常用巴氏染色法。

巴氏Ⅰ级：正常。

巴氏Ⅱ级：炎症。一般属良性改变或炎症。

巴氏Ⅲ级:可疑癌。主要是核异质,表现为核大深染,核形不规则或双核不典型细胞,性质尚难肯定。

巴氏Ⅳ级:高度可疑癌。细胞有恶性特征,但在涂片中恶性细胞较少。

巴氏Ⅴ级:癌。具有典型的多量癌细胞。

注意事项

1. 检查前 24 h 内避免性交、阴道冲洗、上药或检查。
2. 取材应在宫颈外口鳞柱上皮交接处。
3. 刮片时用力要适当。过重可损伤出血,用力过轻可能刮下的细胞过少,二者均影响阅片结果。

案例分析

李女上,41 岁,已婚,因“接触性出血 2 个月”就诊,医生建议行宫颈刮片细胞学检查。检查结果:巴氏分级Ⅲ级。如果是你,对此患者应做出怎样的分析?治疗措施?

考核评分标准

项目总分	项目内容	考核内容及技术要求	分值
素质要求(6分)	仪表	端庄大方,态度亲切	2
	着装	衣帽整洁、洗手、戴口罩	2
	沟通交流	语言温和、能与患者有效沟通	2
操作前准备(9分)	环境	室温 28 ℃,屏风遮挡	2
	用物	阴道窥器、宫颈木刮板、消毒钳、无菌手套、垫巾、妇科棉签、标本盒、干净玻片、吸管。生理盐水(备用)、95%酒精	5
	体位	排空膀胱,取膀胱截石位	2
操作步骤(65分)	阴道侧壁刮片:从阴道侧壁上 1/3 处刮取细胞涂片		13
	宫颈刮片法:在宫颈外口鳞柱上皮交界处,以宫颈外口为中心,用刮片轻轻搔刮一周,涂于玻片上		13
	后穹窿吸引法:取膀胱截石位,取装有橡皮球的玻璃吸管,将橡皮球捏紧,排出空气,将玻璃吸管伸入阴道后穹窿,缓慢放松橡皮球,后穹窿分泌物被吸入吸管内,抽出玻璃管,将分泌物均匀涂于玻璃片上,立即将其置于固定液内		13

续表

项目总分	项目内容	考核内容及技术要求	分值
操作步骤（65分）	颈管吸引涂片:将吸管轻轻伸入宫颈口内,吸取颈管分泌物涂片		13
	子宫腔吸引涂片:将塑料吸管轻放到宫底部上下左右移动吸取分泌物涂片		13
终末质量（20分）	固定:将玻片放于盛有95%酒精溶液的容器中固定,10～15 min后取出待染色		5
	操作有序,方法正确		5
	操作过程中遵循无菌操作原则		5
	协助患者穿上衣裤,动作轻柔,保护隐私		5
总分			100
实得分			

思考与练习

(一)填空题

1. 阴道脱落细胞学检查的用途是__________、____________。
2. 阴道脱落细胞学禁忌检查的情况是__________、____________。

(二)选择题

1. 妇科防癌普查的方法是(　　)

A. 宫颈刮片　　B. 子宫颈管活体组织检查
C. 子宫颈活体组织检查　　D. 阴道侧壁刮片
E. 诊断性刮宫

2. 宫颈刮片前24 h内,不影响涂片检查结果的是(　　)

A. 性交　　B. 肥皂水做阴道检查润滑剂
C. 阴道上药　　D. 冲洗阴道
E. 生理盐水做阴道检查润滑剂

参考答案:

1. A　2. E

(三)简答题

1. 简述宫颈涂片的巴氏分级及意义。
2. 宫颈涂片应注意的事项有哪些?

（莫景华　梁忠红）

实训三十

宫颈活组织检查术

目的

取宫颈病灶小部分组织做病理学检查,以确定病变性质。

相关知识

(一)适应证

1. 宫颈脱落细胞学涂片检查巴氏Ⅲ级或以上:TBS 分类为不典型鳞状细胞、低度鳞状上皮内病变、高度鳞状上皮内病变。

2. 阴道镜检查时反复可疑阳性或阳性者。

3. 疑有宫颈癌或慢性特异性炎症,需进一步明确诊断者。

(二)操作要点

1. 物品准备　活检钳、阴道窥器、会阴垫、镊子、棉球、纱布、标本瓶、10% 甲醛、病理申请单。

2. 操作步骤

(1)患者取膀胱截石位,阴道窥器暴露宫颈,用干棉球拭净宫颈黏液及分泌物。

(2)有条件者,应在阴道镜检指引下或碘试验不着色区取材。如无阴道镜应在宫颈外口鳞柱交接处或肉眼糜烂较深或特殊病变处取材可疑宫颈癌者选 3、6、9、12 点四点取材。临床已明确宫颈癌,只为明确病理类型或浸润程度时可做单点取材。

(3)所取标本分瓶装,做好标记,并用 10% 甲醛固定,填写病理申请单。

(4)必要时宫颈局部纱布压迫止血,24 h 后取出。

注意事项

1. 患有阴道炎症应治愈后再取活检。

2. 妊娠期原则上不做活检,以避免流产、早产,但临床高度怀疑宫颈恶性病变仍应检查。月经前期不宜做活检,以免与活检处出血相混淆,且月经来潮时创口不易愈合,有增加内膜在切口种植机会。

3. 取材组织应有一定深度，所需组织深度及大小应大于0.5 cm。

4. 嘱患者术后保持外阴部清洁，1个月内禁性生活和盆浴。

案例分析

某女士，42岁，常规体检，宫颈液基细胞学检查结果显示高度状上皮内瘤变，妇科检查宫颈表面欠光滑，阴道镜检查宫后醋酸白现象阳性，碘着色差。病理回报：宫颈不典型增生Ⅲ级，未累及腺体。

思考：

（1）应如何选择该患者宫颈活检的部位？

（2）护上应对颈活检后患者做哪些健康宣教？

考核评分标准

项目总分	项目内容	考核内容及技术要求	分值
素质要求（6分）	仪表	端庄大方，态度亲切	2
	着装	衣帽整洁、洗手、戴口罩	2
	沟通交流	语言温和、能与患者有效沟通	2
操作前准备（9分）	环境	室温28 ℃，关闭门窗、屏风遮挡	2
	用物	诊刮包、消毒球及纱块、无菌手套、标本瓶4～6个、10%甲醛溶液、消毒液	5
	术前准备	与患者沟通，说明检查的必要性，签手术知情同意书，嘱患者排空膀胱	2
操作步骤（70分）	患者取膀胱截石位，暴露外阴，检查者戴无菌手套进行双合诊及三合诊检查，了解子宫及附件情况		5
	消毒外阴、阴道，铺无菌孔巾，放置窥阴器暴露宫颈，消毒阴道及宫颈		15
	用活检钳，选宫颈外口3、6、9、12点四点或碘试验不着色区取材		25
	取下宫颈钳，如宫颈有出血压迫片刻或填塞纱布止血，嘱患者24 h内取出窥阴器		15
	将活检组织分装标本瓶，10%甲醛溶液固定，贴标签，整理物品，填写病理检查申请单		10
终末质量（15分）	1. 操作有序，方法正确		5
	2. 操作过程中遵循无菌操作原则		5
	3. 动作轻柔，保护隐私		5
总分			100
实得分			

思考与练习

(一)选择题

1. 筛查早期宫颈癌最常用的方法是(　　)

A. 窥阴器检查　　B. 阴道镜检查

C. 宫腔镜检查　　D. 宫颈刮片细胞学检查

E. 子宫颈活组织检查

2. 确诊宫颈癌最常用的方法是(　　)

A. 子宫分段诊刮术　　B. 阴道镜检查

C. 宫腔镜检查　　D. 宫颈刮片细胞学检查

E. 子宫颈活组织检查

参考答案:

1. D　2. E

(二)简答题

1. 简述宫颈活检的适应证及常用的取材部位。

2. 宫颈活检的注意事项有哪些?

(莫景华　梁忠红　梁　静)

实训三十一

诊断性刮宫术

目的

刮取子宫内膜组织做组织病理学检查,治疗作用(如治疗子宫出血)。

相关知识

(一)适应证

1. 不明原因的子宫出血,需证实或排除子宫内膜癌、颈管癌或其他病变者。

2. 月经失调,如功能失调性子宫出血、闭经,需了解其子宫内膜的变化及对性激素的反应情况者。

3. 不孕症需了解有无排卵者。

4. 疑子宫内膜结核者。

5. 疑宫内组织残留并欲明确诊断者。

(二)操作要点

1. 物品准备　人工流产包1个,内有:阴道窥器1个、宫颈钳1把、长持物钳1把、子宫探针1根、有齿卵圆钳1把、宫颈扩张器4~8号各1根、刮匙1把、弯盘1个、中方纱布2块、棉球2个、棉签数根。

2. 操作步骤

(1)取膀胱截石位,常规消毒后铺巾,双合诊查清子宫的位置、大小及附件情况。

(2)暴露宫颈,清除阴道分泌物,并消毒宫颈及颈管,然后钳夹宫颈,探测宫腔。

(3)按子宫屈向,用宫颈扩张条逐号扩张宫颈管至8号扩张条能放入,即可送入中型刮匙。

(4)顺子宫屈向送入刮匙达子宫底部,自子宫前壁、侧壁、后壁、子宫底部刮取组织。

(5)在刮宫过程中,如功能失调性子宫出血者,应全面彻底清除肥厚的内膜,既可止血,也可做组织病理学检查,结合临床明确诊断;对绝经期患者疑内膜癌者,刮宫时应特别细心,轻柔操作,刮出少许组织送检即可;如疑内膜结核者,须注意刮取子宫两角部的组织。

(6)如需分段诊刮者,先用小细刮匙取宫颈内组织,然后再刮宫腔内组织。

注意事项

1. 告知患者在术前 5 d 禁止性生活；对不孕症进行刮宫者，应选择月经前或月经来潮 12 h 内进行，以判断有无排卵。

2. 嘱患者术后保持外阴部清洁，禁性生活和盆浴 2 周。

案例分析

某女士，50 岁，近 2 ~ 3 年来月经紊乱，表现为周期延长，经量增多且淋漓不净。此次停经 3 个月，阴道出血 10 余天，量多。医生建议进一步需要诊断学刮宫。

思考：护士向患者解释诊断性刮宫的意义是什么？检查中护士如何配合？检查后的护理要点有哪些？

考核评分标准

项目总分	项目内容	考核内容及技术要求	分值
素质要求（6 分）	仪表	端庄大方，态度亲切	2
	着装	衣帽整洁、洗手、戴口罩	2
	沟通交流	能与患者有效沟通，签手术同意书	2
操作前准备（9 分）	环境	室温 28 ℃，关闭门窗、屏风遮挡	2
	用物	诊刮包（弯盘 1 个、子宫探针、宫颈扩张条、刮匙 1 把，组织钳 2 把、洞巾、棉球、纱布）、无菌手套、垫巾、标本瓶、甲醛固定液、碘伏消毒液等	5
	患者	排空膀胱后取膀胱截石位，一次性手套行双合诊检查，明确子宫大小及位置	2
操作步骤（70 分）	消毒宫颈： （1）用敷料钳钳夹无菌方纱进行外阴、阴道常规消毒 （2）戴无菌手套，铺无菌巾 （3）放置阴道窥阴器暴露宫颈，再次消阴道与宫颈、宫颈管		10
	探测宫腔：钳夹宫颈前唇，以子宫探针探测宫腔方向及深度		10
	扩宫颈：手持宫颈扩张条按子宫屈向，由小号到大号，逐一扩张宫颈管		10
	刮宫颈管：取盐水纱布垫于阴道后穹窿，小号刮匙刮取宫颈管组织一周，将刮取物置于纱布上，取下纱布，将其组织全部装瓶，固定并标记		20
	刮取宫腔组织：再垫 1 块盐水纱布。换中号刮匙沿宫腔方向进入达宫腔，按顺时针或逆时针方向刮取子宫前后壁及双宫角内膜。取下纱布，将其组织全部装瓶，固定并标记		20

续表

项目总分	项目内容	考核内容及技术要求	得分
终末质量（15 分）	整理用物，操作有序，方法正确		5
	操作过程中遵循无菌操作原则		5
	动作轻柔，保护隐私		5
总分			100
实得分			

思考与练习

（一）选择题

1. 了解子宫内膜周期性变化最可靠的方法是（　　）

1. 宫颈黏液检查　　B. 测定基础体温曲线

C. 测定雌激素在体内的含量　　D. 阴道脱落细胞涂片检查

E. 诊断性刮宫

2. 分段诊刮的顺序是（　　）

A. 先刮子宫颈内口，后刮子宫颈外口

B. 先刮宫颈外口，后刮宫颈内口

C. 先刮子宫腔，后刮子宫颈管

D. 先刮子宫颈管，后刮子宫腔

E. 子宫腔子宫颈刮取一次完成

参考答案：

1. E　2. D

（二）简答题

1. 简述诊断性刮宫的适应证。

2. 诊断性刮宫操作的注意事项有哪些？

（莫景华　梁忠红　梁　静）

实训三十二

后穹窿穿刺术

目的

了解子宫直肠陷凹有无积液及积液性质,以便明确诊断,用于某些疾病的治疗。

相关知识

(一)适应证

1. 妇科检查子宫直肠陷凹饱满,疑有积血或积脓者,如宫外孕、盆腔脓肿。

2. 盆腔积脓者在抽取脓液以后注入抗生素。

(二)操作要点

1. 物品准备　阴道窥器 1 个、宫颈钳 1 把、18 号腰麻针或 8 号注射针头 1 个、10 mL 注射器 1 副、无菌试管、孔巾以及纱布等。

2. 操作步骤

(1)患者取膀胱截石位,常规消毒外阴、阴道后铺孔巾。

(2)用阴道窥器暴露宫颈与阴道后穹窿,局部再次消毒。

(3)用宫颈钳夹持宫颈后唇向前牵引,充分暴露阴道后穹窿。

(4)将针头与针管连接后,于宫颈阴道黏膜交界下方 1 cm 后穹窿中央部,取与宫颈平行方向刺入,当针穿过阴道壁后失去阻力、有落空感时,表示进入直肠子宫陷凹,穿刺深度 2 ~ 3 cm,然后调整针头偏向病侧,边抽吸边退针。

(5)抽吸完毕后拔针,局部以无菌纱布压迫片刻,止血后取出宫颈钳和阴道窥器。

注意事项

1. 穿刺过程中注意观察患者生命体征的变化、面色,了解患者的感受。

2. 穿刺时应注意进针方向、深度,防止伤及直肠,如误入直肠,应立即拔出针头,重新消毒,更换针头和注射器后再穿刺。

3. 当肠管和后壁粘连时,禁止做后穹窿穿刺术。

4. 如抽出物为血液，应观察是否凝集，如凝集为血管内血液，相反为腹腔血液，如为脓液，应送细菌培养、涂片检查及药物敏感试验；如为黏液及渗出液，应部分送化验室，另一部分送病理检查。

5. 协助医生做好记录，以帮助疾病诊断。

案例分析

某女士，28 岁，有慢性盆腔炎病史 2 年。平素月经规律，现停经 45 d，今晨突感下腹一侧撕裂样疼痛伴晕厥急诊入院。体检：贫血貌，血压 70/50 mmHg，脉搏 118 次/min，右下腹明显压痛、反跳痛。妇科检查：阴道后穹窿饱满，宫颈抬举痛，子宫略大，附件触诊不满意，右侧压痛明显。化验：尿妊娠实验(+)。初步诊断：右侧输卵管妊娠破裂。

思考：

(1)临床如何配合医生进行后穹窿穿刺？

(2)分析后穹窿穿刺抽不出血液或抽出血液较红、放置后凝固说明了什么？

考核评分标准

项目总分	项目内容	考核内容及技术要求	分值
素质要求 (6 分)	仪表	端庄大方，态度亲切	2
	着装	衣帽整洁、洗手、戴口罩	2
	沟通交流	能与患者有效沟通，签手术同意书	2
操作前准备 (9 分)	环境	室温 28 ℃，关闭门窗、屏风遮挡	2
	用物	阴道窥器 1 个、宫颈钳 1 把、18 号腰麻针或 8 号注射针头 1 个、10 mL 注射器 1 副、无菌试管、孔巾以及纱布等	5
	患者	排空膀胱后取膀胱截石位	2
操作步骤 (70 分)	消毒顺序、范围及手法正确，戴无菌手套：外阴消毒，铺巾、阴道窥器充分暴露宫颈、阴道后穹窿，消毒阴道及宫颈		10
	宫颈钳钳夹宫颈后唇，向前提拉，充分暴露阴道后穹窿，再次消毒阴道后穹窿处		10
	以 22 号长穿刺针头接 5～10 mL 注射器，检查针头有无堵塞		10
	阴道后穹窿穿刺位点及手法正确：在阴道后穹窿中央或稍偏病侧，距离阴道后壁与宫颈后唇交界处稍下方平行宫颈管刺入，当针穿过阴道壁有落空感(进针深约 2 cm)后立即抽吸，必要时适当改变方向或深浅度		20
	抽出红色盆腔液体 2 mL		10
	穿刺成功后拔出针头，穿刺点用消毒棉球压迫片刻，止血后取出阴道窥器		10

续表

项目总分	项目内容	考核内容及技术要求	分值
终末质量（15 分）	操作有序，方法正确		5
	操作过程中遵循无菌操作原则		5
	动作轻柔，保护隐私		5
总分			100
实得分			

思考与练习

(一)选择题

疑诊输卵管妊娠破裂，应首选的辅助检查是(　　)

A. 阴道后穹窿穿刺　　B. 腹腔镜检查

C. B 型超声检查　　D. 阴道镜检查

E. 子宫内膜检查

参考答案：

A

(二)简答题

1. 简述后穹窿穿刺的适应证。
2. 后穹窿穿刺如误刺入直肠如何处理？
3. 怎样鉴别穹窿穿刺的血液是误入血管内的血液还是腹腔内的血液？

（莫景华　梁忠红　权　晶）

实训三十三

输卵管通畅术

目的

输卵管通畅术主要用于因输卵管或盆腔腹膜炎症所致的输卵管狭窄或堵塞造成的女性不孕症(排除男方因素)进行检查、诊断和治疗,以测定输卵管是否通畅。

相关知识

(一)适应证

1. 原发性或继发性不孕症疑有输卵管阻塞者。
2. 了解输卵管再通术后的效果。
3. 输卵管再通术后,经宫腔输卵管注药,防止吻合部位感染粘连。
4. 对轻度输卵管粘连有治疗作用。

(二)禁忌证

1. 生殖器急性炎症期或慢性盆腔炎急性发作。
2. 月经期或有不规则阴道流血,盆腔存在生殖器肿瘤。
3. 有严重的全身性疾病,如心脏病、肺功能不良等。
4. 体温高于37.5 ℃。
5. 已明确男方不孕者。

(三)操作步骤

1. 遮挡屏风,嘱患者排空膀胱,取膀胱截石位,消毒外阴及阴道,铺无菌巾。
2. 双合诊检查了解子宫大小、方位、质地、活动度、形态及与周围脏器的关系,两侧附件有无异常。
3. 安放窥器,暴露宫颈,消毒阴道及宫颈,用宫颈钳钳夹宫颈前唇,向外牵拉,使子宫呈水平位。
4. 以子宫探针顺子宫方向轻轻探达宫底,测其深度并证实屈度及大小。
5. 检查通液装置完善无漏液。
6. 用组织钳钳夹宫颈前唇向外牵拉子宫颈,将子宫通液导管按探针检测方向插入颈管，固定于事先选择的深度，用Y形管将宫颈导管末端与压力表、注射器相连，压力表高于Y形管水平，以免注射液进入压力表。术者沿着宫腔方向将宫颈导管置入宫颈管内，使其与宫颈外口紧密相贴，并用注射器向宫腔内缓推注入20 mL 0.9%氯化钠液体，压力不超过160 mmHg，若20 mL液体顺利注入，无阻力，宫颈外无漏液，患者也无明显不适，表示输卵管通畅。

7. 若遇阻力，稍加压力，患者稍有腹部不适即可顺利注入，宫颈外口无漏液，说明原有的粘连已分离或痉挛解除。

8. 通液时，听诊器在下腹两侧可听到液体自输卵管伞端冒出声音。

9. 当感阻力大，液体自宫颈外口溢出，腹部胀难忍，多为输卵管完全不通。

（四）结果评定

1. 输卵管通畅　顺利推注20 mL 0.9%氯化钠溶液无阻力，压力维持在60 mmHg以下，或者开始有阻力，随后阻力变小，无液体回流，患者也无不适感，提示输卵管通畅。

2. 输卵管通而不畅　注射液体时有阻力，在经加压注入液体后又能推进去，说明有轻度粘连已经被分离，患者感到轻微的腹胀。

3. 输卵管阻塞　勉强注入5 mL液体时即感到有阻力，压力表见压力持续上升而不见下降，患者感到下腹胀痛，停止推注后液体又回流至注射器内，提示输卵管堵塞。

（五）预防方法

1. 预防炎症　疾病的发生与发展都有一个原因过程，输卵管感染性疾病，主要应在预防阴道炎、子宫内膜炎等方面下功夫，注意性生活卫生，防止性疾病传播。

2. 对人工流产的慎重　人工流产是造成输卵管不通的主要原因。

3. 及时确诊，尽快治疗　发现生殖器炎症对症治疗，以防上行感染引起输卵管炎，造成输卵管堵塞引起不孕。

注意事项

1. 时间选择：月经干净后3～7 d，以及术前3 d禁止性生活。

2. 术前查白带常规，血、尿常规及体温、血压等基本情况。

3. 宫颈外口连接处需套紧，以防漏液，通液总量不得超过20 mL。

4. 推注液体时速度不可过快，注意观察患者的反应，防止损伤输卵管，发现异常情况及时处理。

5. 术后遵医嘱应用抗生素预防感染。

6. 检查后2周内禁止性生活、游泳、盆浴。

案例分析

王某，女，29岁。结婚5年，曾行人工流产术1次，药流术1次。现在未避孕，同居2年多未怀孕。月经基本正常，平素未见腰腹痛。经妇科双合诊检查，右侧输卵管轻压痛，初步诊断为：①不孕症？②输卵管炎待查。于月经净后第 5 天取膀胱截石位行通畅术检查。

分析：王女士行输卵管通畅术中，注射器向宫腔内推注 5 mL 液体时，即感到阻力大，压力表持续上升不降，患者突然感觉右侧腹痛加剧，精神极度紧张，综合因素考虑患者患有右侧输卵管堵塞引起的不孕，需进一步造影检查。

考核评分标准

项目总分	项目内容	考核内容及技术要求	分值
素质要求（6 分）	仪表	端庄大方、态度亲切	2
	着装	衣帽整齐，洗手，戴口罩	2
	情感	语言规范，与患者交流有礼貌、语气温和	2
操作前准备（14 分）	环境	室温 26～28 ℃，关闭门窗，隔帘遮挡（口述）	2
	物品	模型患者、子宫导管 1 个、阴道窥器 1 个、弯盘 1 个、卵圆钳 1 把、宫颈钳 1 把、子宫探针 1 根、长镊子 1 把、治疗孔巾 1 块、无菌手套、纱布 4 块、棉球、长棉签 2 根、20 mL 注射器 1 个、0.9% 氯化钠溶液 20 mL、氧气抢救用品	3
	评估	患者一般情况，生命体征和心肺功能是否正常，生殖器有无炎症	3
		解释检查目的、操作过程、可能的并发症及治疗意义，以取得患者配合，并签知情同意书	3
	评估	体位：排空膀胱，协助患者采取膀胱截石位	3
操作流程（70 分）	消毒及铺巾	常规消毒外阴及阴道，戴无菌手套，铺无菌巾	6
	检查子宫附件	双合诊了解子宫大小、位置及附件情况，用阴道窥器暴露宫颈，再次消毒宫颈及穹窿	6
	连接压力表	将宫颈导管与压力表、注射器用 Y 形管连接，压力表高于注射管水平，以免注射液进入压力表	6
	通液	用宫颈钳夹持宫颈前唇并固定，将导管沿子宫方向送入子宫颈管紧贴宫颈，导管末端接装有 20 mL 0.9% 氯化钠溶液注射器，缓慢注射液体，压力不可超过 160 mmHg	10

续表

项目总分	项目内容	考核内容及技术要求	分值
操作流程（70分）	判断	输卵管通畅:顺利推注 20 mL 0.9% 氯化钠溶液无阻力,压力维持在 60 mmHg 以下,或者开始有阻力,随后阻力变小,无液体回流,患者也无不适感,提示输卵管通畅	8
		输卵管通而不畅:注射液体时有阻力,在经加压注入液体后又能推进去,说明有轻度粘连已经被分离,患者感到轻微的腹胀	8
		输卵管阻塞:勉强注入 5 mL 液体时即感到有阻力,压力表见压力持续上升而不见下降,患者感到下腹胀痛,停止推注后液体又回流至注射器内,提示输卵管堵塞	8
	取出导管	取出导管,消毒宫颈、阴道,取出阴道窥器	6
	整理用物	协助患者穿好衣裤,消毒、清洗器械	6
		洗手,记录检查情况	6
终末质量（10分）	顺序正确,动作规范,操作熟练		5
	沟通有效,充分体现人文关怀		5
总分			100
得分			

思考与练习

(一)填空题

1. 输卵管通畅术选择进行的时间是________。

2. 输卵管通畅术液体总量不能超过________,压力不能超过________。

(二)选择题

1. 最常见的不孕原因是(　　)

A. 卵巢病变　　B. 子宫先天畸形

C. 输卵管炎症　　D. 精子运送受阻

E. 男方不育

2. 下列哪些是输卵管通畅术适应证(　　)

A. 滴虫性阴道炎　　B. 发热 38 ℃

C. 已确定男方不孕者　　D. 轻度输卵管炎

E. 慢性盆腔炎

3. 输卵管通畅术中及术后的处理不正确的是(　　)

A. 术中随时观察患者的情况

B. 嘱术后如有出血多、腹痛、发热等情况随时就诊
C. 术后休息 3 d
D. 1 周内禁止性生活
E. 术后应用抗生素预防感染
4. 哪项不是输卵管通畅术禁忌证(　　)
A. 生殖器急性炎症期或慢性盆腔炎急性发作
B. 月经干净后 3 ~ 7 d
C. 盆腔存在生殖器肿瘤
D. 有严重的全身性疾病，如心脏病、肺功能不良等
E. 已明确男方不孕者

参考答案：

1. C　2. D　3. D　4. B

（三）简答题

1. 输卵管通畅术适应证及禁忌证是什么？
2. 输卵管通畅术注意事项有哪些？

（权　晶）

实训三十四

绘制产程图

目的

产程图是动态观察产程进展的坐标图，临产后助产士绘制产程图可以及时发现产程异常情况，并及时配合医生处理，减少手术干预，促进安全分娩。

相关知识

（一）产程分期

1. 第一产程　又称宫颈扩张期。从规律宫缩到宫口扩张至 10 cm（即宫口全开）。初产妇需 11 ~ 12 h，经产妇需 6 ~ 8 h。

2. 第二产程　又称胎儿娩出期。从宫口开全到胎儿娩出。初产妇需 1 ~ 2 h，经产妇通常需数分钟即可完成，不超过 1 h。

3. 第三产程　又称胎盘娩出期。从胎儿娩出到胎盘胎膜娩出，需 5 ~ 15 min，不超过 30 min。

（二）重要标志

宫口扩张的速度与胎头下降的程度是判断产程进展的重要标志。

1. 子宫颈口扩张　初产妇宫口扩张的规律是先慢后快，分为两期。

（1）潜伏期：从规律性宫缩开始至宫口扩张至 3 cm，初产妇约需 8 h，平均每 2 ~ 3 h 扩张 1 cm。此期特点为子宫颈口扩张及胎先露下降均较缓慢。

（2）活跃期：从宫口开大 3 cm 至宫口开全，初产妇约需 4 h。此期特点为宫口扩张迅速，胎先露下降亦明显加快。活跃期又分为以下几个阶段。①加速阶段：宫口扩张 3 ~ 4 cm 需 1.5 h；②最大加速阶段：宫口扩张 4 ~ 9 cm 需 2 h；③减速阶段：宫口扩张 9 ~ 10 cm 需 0.5 h。

2. 胎头下降程度　胎头颅骨最低点位置与坐骨棘水平的关系，是动态观察胎先露下降的程度。当胎头颅骨最低点平坐骨棘水平时，用“0”表示；在坐骨棘上 1 cm 时，用“-1”表示；在坐骨棘下 1 cm 时，用“+1”表示，以此类推。

(三)操作步骤

1. 准备

(1)助产士:着装规范,举止端庄,戴口罩。

(2)环境设置:室温设置 24 ~26 ℃。

(3)用物准备:产程图单、黑蓝钢笔、红蓝铅笔、黑铅笔、尺子、橡皮、小刀等。

2. 评估沟通

(1)评估

1)整理病例:查阅产前检查记录,了解产妇个人史,并了解本次妊娠经过,着重询问末次产前检查以来及临产后情况。

2)一般情况评估:病史、体检、生命体征等。

3)产科情况:整理胎心、宫缩、宫颈扩张及胎先露下降情况。

根据以上情况,初步判断:产妇临产 3 h 入院,上午 10 时入院待产,11 时出现规律宫缩。目前处在第一产程,枕左前位,骨盆径线在正常范围,无头盆不称情况。

(2)沟通技巧要点

1)心理护理:安慰产妇,耐心讲解分娩是正常的生理过程,增强产妇对自己分娩的信心,加强与产妇的沟通。

2)与产妇及家属解释分娩是一个动态的过程,为了更加细致地观察产程进展及时记录检查结果,发现异常问题尽早处理,绘制产程图。

3)指导产妇配合产程,及时提供产程过程中发生的相关信息,促使产妇在分娩过程中密切配合医护人员。

3. 产程图内容的监测

(1)宫缩的监测:助产士一手放于产妇腹壁上,宫缩时宫体部隆起,间歇期松弛变软。记录宫缩持续时间、间歇时间及强度。

(2)胎先露下降及宫口扩张情况监测:定时肛门或阴道检查胎先露下降及宫口扩张情况,潜伏期每 2 ~4 h 检查一次,活跃期每 1 ~2 h 一次,宫口近开全时应半小时一次,检查总次数一般不超过 10 次,并及时记录绘制产程图。

(3)定时听胎心、测血压。

4. 绘制产程图

(1)产程图构成:产程图上部是产程曲线,下部是附属表格,产程曲线横坐标为临产时间(h),纵坐标左侧为宫颈扩张程度(cm),纵坐标右侧为胎先露下降程度(cm)。

(2)从规律宫缩开始绘制产程图即 30 s/5 ~6 min(起点),胎儿娩出时间为曲线的终点。

(3)用红色“○”表示宫颈扩张程度,蓝色“×”表示胎先露下降水平。

(4)用红线连接“○”,用蓝线连接“×”,绘成两条曲线,胎儿娩出用红色“○”中间加蓝色“×”,“♂”表示男婴,“♀”表示女婴。

(5)产程图下部表格记录检查日期、时间、血压、胎心、宫缩等,以及其他特殊处理。填写时,时间应与产程曲线记录一致。

(6)产程图的绘制方式有两种,交叉型产程图和伴行型产程图。若两条曲线在图中呈反相交叉者称为交叉型产程图(图 34-1)。若两条曲线呈伴行者称为伴行型产程图(图 34-2)。

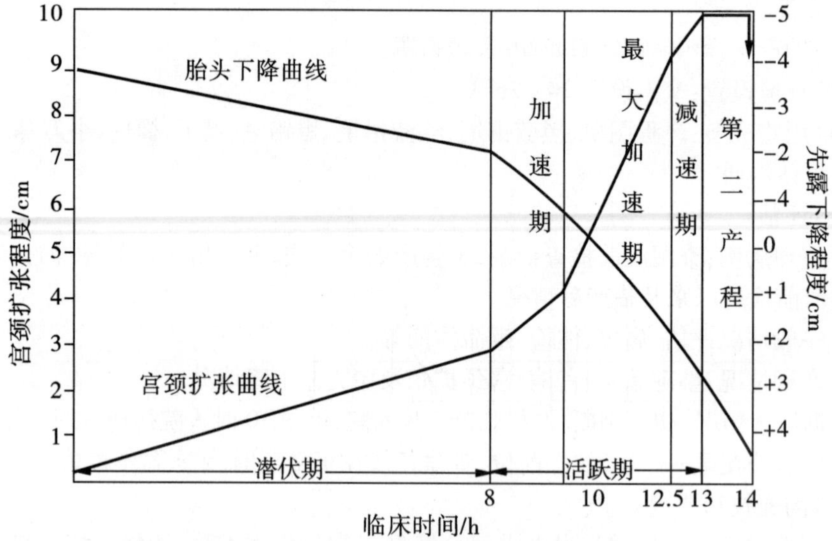

图 34-1　交叉型产程图

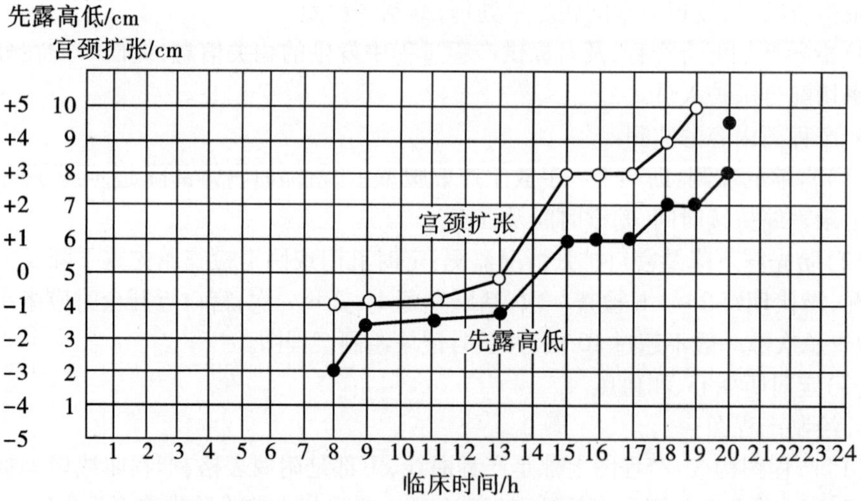

图 34-2　伴行型产程图

5. 警戒线与处理线的确定

(1)警戒线与处理线的确定　以宫口扩张 3 cm 为起点，向后推 4 h 为预期宫口开全时间，两点连线为警戒线，与警戒线平行后移 4 h 为处理线。警戒线与处理线之间为警戒区，用铅笔绘制(图 34-3)。

(2)警戒区的临床意义　警戒线以前为正常分娩区，两线之间为警戒区，阴道助产概率较高；处理线以后为异常区，剖宫产等难产概率较高。

6. 异常产程曲线　注意排除以下异常产程曲线(图 34-4)。

(1)潜伏期延长：从规律宫缩至宫颈扩张 3 cm 超过 16 h。

（2）活跃期延长：从宫颈扩张 3 cm 至宫口开全时间超过 8 h。

（3）活跃期停滞：进入活跃期后，宫颈口不再扩张达 2 h 以上。

（4）第二产程延长：第二产程初产妇超过 2 h，经产妇超过 1 h 尚未分娩。

（5）滞产：总产程超过 24 h。

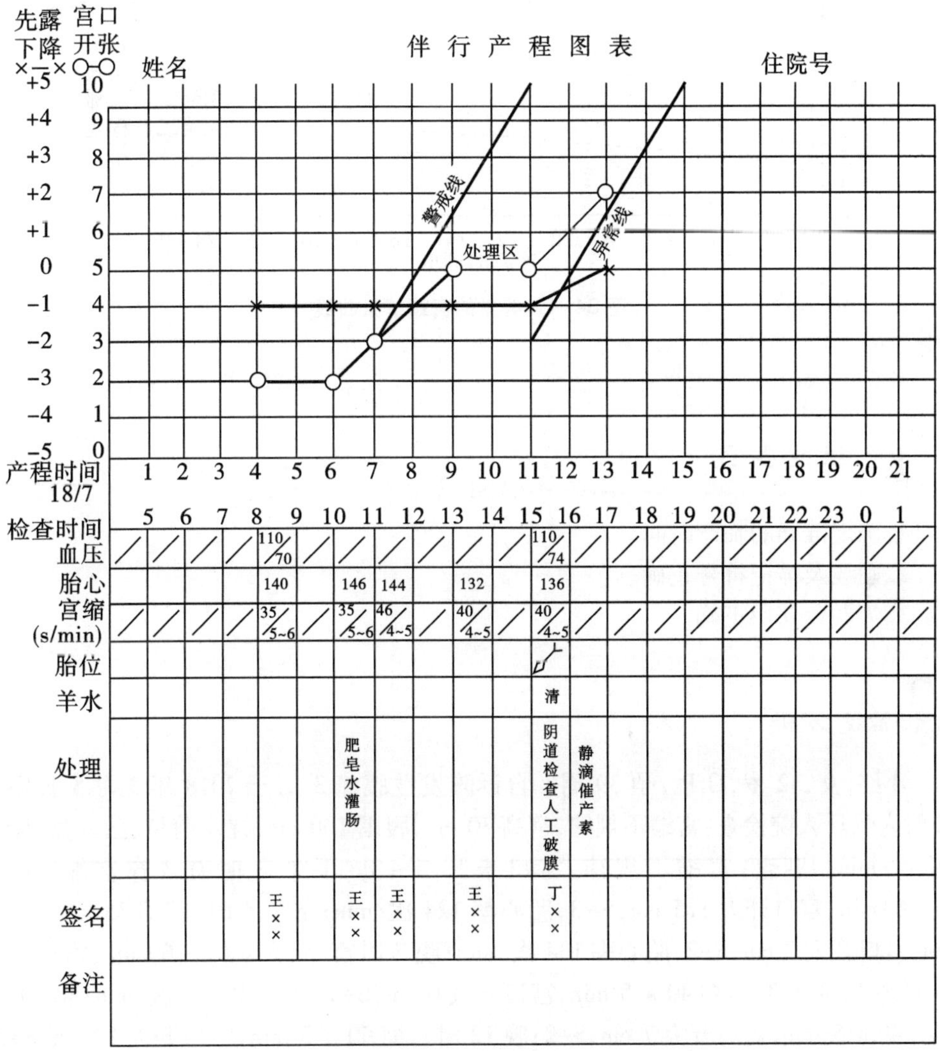

图 34–3　伴行型产程图（警戒线和处理线示意）

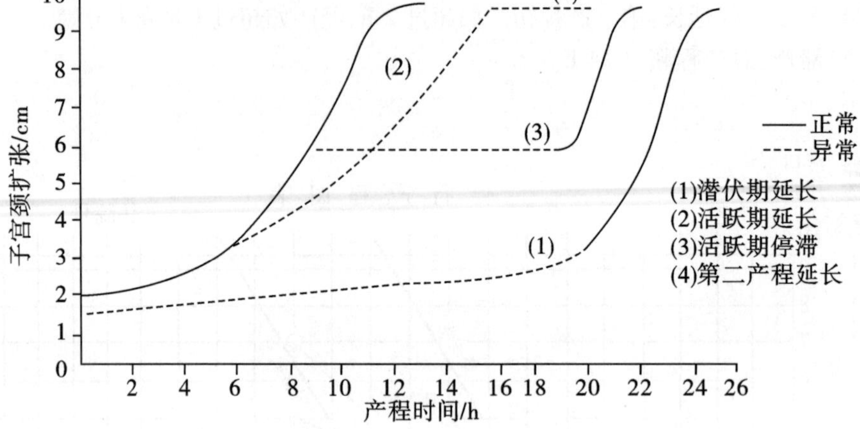

图 34-4 异常的宫颈扩张曲线

注意事项

1. 确定准确的临产时间。
2. 画线及描记符号正确。
3. 笔颜色使用正确。

案例分析

小红，女，32 岁，G_1P_0，孕 39 周。自诉阵发性腹痛 3 h，于 2018 年 3 月 5 日中午 12 时入院。入院检查：宫缩不规律，宫高 30 cm，腹围 100 cm，枕左前位，已入盆，胎心 140 次/min。肛查：宫缩不规律，宫口未开，S－3。下午 2 时有规律宫缩，30 s/(5～6) min，宫口开大 1.5 cm，S-3，胎心率 124 次/min；下午 4 时，宫缩 35 s/(5～6) min，宫口开大 2 cm，S-2，胎心率 134 次/min；晚 7 时宫缩 35 s/(5～6) min，宫口开大 3 cm，S-1；晚10 时宫缩 40 s/5 min，宫口开大 6 cm，S+1，胎心率 142 次/min；晚 10:30 宫缩 40 s/5 min，宫口开大 7 cm，S+2；晚 12 时宫缩 50 s/3 min，宫口开大 10 cm，S+3，胎心134 次/min。凌晨 1 时分娩一男婴，重 3 000 g，根据以上评估资料绘制产程图并分析产程是否正常。

考核评分标准

项目总分	项目内容	考核内容及技术要求	分值
素质要求（3分）	报告内容	报告考核者学号及考核项目	1
	仪表举止	仪表端庄大方，态度认真和蔼	1
	服装服饰	服装鞋帽整洁，着装符合要求	1
操作前准备（12分）	用物	产程图单、黑蓝钢笔、红蓝铅笔、黑铅笔、尺子、橡皮、小刀（口述）	7
	助产士	修剪指甲，七步洗手法	5
操作步骤（65分）	绘图	用黑蓝钢笔填写：编号、住院号、入院日期、姓名、年龄、孕产次、末次月经、预产期、分娩方式、胎儿性别、体重、新生儿评分、诊断、签名、年月日	15
		宫颈扩张程度以红色“○”表示	5
		相邻宫口扩张以红线表示	5
		胎头下降曲线以蓝色“×”表示	5
		相邻胎头下降以蓝线表示	5
		胎儿娩出以红色“○”中间加蓝色“×”，在宫颈扩张连线末端表示，“♂”表示男婴，“♀”表示女婴	5
	填写记录	各项处理，记录在下表相应表格内，以黑蓝钢笔表示	10
		根据宫口扩张及胎头下降曲线写出完整诊断	10
	操作后处理	整理用物	3
		洗手	1
		口述：操作完毕	1
综合评分（20分）	绘制清楚准确		5
	诊断正确、完整		8
	符号规整，连线整齐、准确		3
	图面清洁，点圆线直		2
	在规定时间内完成（每超过30 s扣1分，如分值不够可从总分中扣除）		2
总分			100
得分			

思考与练习

（一）填空题

1. 判断胎头下降高低的标志是________。
2. 判断产程进展的重要标志是________。

（二）选择题

1. 头下降程度在产程图中下列表述错误的是(　　)
A. 平坐骨棘平面时，以“0”表示
B. 在坐骨棘平面上 1 cm 时，以“-1”表示
C. 在坐骨棘平面下 2 cm 时，以“+2”表示
D. 在坐骨棘平面下 2 cm 时，以“-2”表示
E. 在坐骨棘平面下 3 cm 时，以“+3”表示
2. 产程分期及临床意义哪些表述是错误的(　　)
A. 潜伏期从规律宫缩到宫口扩张 3 cm
B. 潜伏期宫口扩张时间超过 8 h 为潜伏期延长
C. 活跃期从宫口扩张 3 ~ 10 cm
D. 活跃期宫口扩张时间超过 8 h 为活跃期延长
E. 进入活跃期后，宫颈口不再扩张达 2 h 以上者为活跃期停滞

参考答案：

1. D　2. B

（三）简答题

1. 如何确定产程曲线起点和终点？
2. 产程中如何根据产程图来判断产程的异常？

（权　晶）

参考文献

[1]周清,高丽.助产学[M].北京:人民卫生出版社,2018.
[2]闫金凤,韦秀易.助产技术[M].北京:人民卫生出版社,2015.
[3]耿莉华,宋雁宾,张洪君.护理实训教材:妇产科护理分册[M].4版.北京:科学出版社,2013.
[4]王春先,刘胜霞.妇产科护理学[M].2版.北京:人民军医出版社,2015.